Casuïstische heelkunde in beeld

Casuïstische heelkunde in beeld

Symptomatologie van chirurgische ziekten
in de dagelijkse praktijk

Dr. J.N. Keeman
Dr. B.C. Vrouenraets

Bohn Stafleu van Loghum
Houten 2012

© 2012 Bohn Stafleu van Loghum, onderdeel van Springer Media
Alle rechten voorbehouden. Niets uit deze uitgave mag worden verveelvoudigd, opgeslagen in een geautomatiseerd gegevensbestand, of openbaar gemaakt, in enige vorm of op enige wijze, hetzij elektronisch, mechanisch, door fotokopieën of opnamen, hetzij op enige andere manier, zonder voorafgaande schriftelijke toestemming van de uitgever.
Voor zover het maken van kopieën uit deze uitgave is toegestaan op grond van artikel 16b Auteurswet 1912 j° het Besluit van 20 juni 1974, Stb. 351, zoals gewijzigd bij het Besluit van 23 augustus 1985, Stb. 471 en artikel 17 Auteurswet 1912, dient men de daarvoor wettelijk verschuldigde vergoedingen te voldoen aan de Stichting Reprorecht (Postbus 3051, 2130 KB Hoofddorp). Voor het overnemen van (een) gedeelte(n) uit deze uitgave in bloemlezingen, readers en andere compilatiewerken (artikel 16 Auteurswet 1912) dient men zich tot de uitgever te wenden.

Samensteller(s) en uitgever zijn zich volledig bewust van hun taak een betrouwbare uitgave te verzorgen. Niettemin kunnen zij geen aansprakelijkheid aanvaarden voor drukfouten en andere onjuistheden die eventueel in deze uitgave voorkomen.

ISBN 978 90 313 9228 5
NUR 870/876

Ontwerp omslag: Boekhorst Design, Culemborg
Ontwerp en opmaak binnenwerk: Pre Press Media Groep, Zeist

Tweede herziene druk, 2012

Bohn Stafleu van Loghum
Het Spoor 2
Postbus 246
3990 GA Houten

www.bsl.nl

Inhoud

Woord vooraf   1

Deel 1   Casuïstiek

1	Huid, weke delen, infecties	5
2	Hoofd, hals	17
3	Thorax, mamma	21
4	Abdomen, liezen	27
5	Anus, regio perinealis	34
6	Extremiteiten	39
7	Endocriene afwijkingen	48
8	Vaatchirurgie	51
9	Mannelijk genitaal	62
10	Steun- en bewegingsapparaat	67

Deel 2   Antwoorden

1	Huid, weke delen, infecties	77
2	Hoofd, hals	92
3	Thorax, mamma	96
4	Abdomen, liezen	102
5	Anus, regio perinealis	109
6	Extremiteiten	116
7	Endocriene afwijkingen	124
8	Vaatchirurgie	130
9	Mannelijk genitaal	141
10	Steun- en bewegingsapparaat	148

Literatuur   157

Register   159

Woord vooraf

Dit boek is gebaseerd op de methode om aan de hand van casuïstiek de student wegwijs te maken in de chirurgie. Het is een wijze van onderwijzen die in het Sint Lucas Ziekenhuis in Amsterdam al sinds jaar en dag wordt toegepast. Gedurende het co-assistentschap komt de aankomend arts veel typische, maar ook niet-typische chirurgische gevallen tegen die de basis kunnen vormen voor het ontwikkelen van een gedegen kennis. Helaas zal tijdens de stage op de afdeling heelkunde lang niet altijd een voldoende breed scala aan patiënten met werkelijk chirurgische problemen voorkomen om een bevredigende basis voor de chirurgische kennis te kunnen leggen. Dit geldt eens temeer nu de periode dat de dokter in spe in aanraking komt met het chirurgisch bedrijf ingekort is en dit aantal uren in de toekomst mogelijk alleen nog meer zal worden teruggebracht.

Teneinde de klinische ervaring te vergroten, niet alleen van de student maar ook van de basisarts en de zich bijscholende huisarts, is in dit boek een aantal casus samengebracht. De lezer wordt een aantal voorgelegd waarop hij zelf het antwoord moet zien te vinden. In tweede instantie kunnen de antwoorden die achter in dit boek zijn opgenomen geraadpleegd worden om de eigen oplossing te controleren. Ook kan *Casuïstische heelkunde in beeld* in het kader van onderwijs tijdens het co-assistentschap of bij- en nascholing worden gebruikt als handleiding, waarbij onder leiding van een tutor de antwoorden worden besproken van de van tevoren bestudeerde casus. Getracht is elke casus, zeker daar waar het relevant is, te voorzien van kleurenafbeeldingen. Omwille van de overzichtelijkheid is een indeling gemaakt naar de plaats in het lichaam waar de besproken afwijkingen plegen voor te komen.

Dit boek is zeker niet bedoeld als tekstboek, maar wel is gepoogd een zo groot mogelijke spreiding van het onderwijsmateriaal aan te brengen, zodat het kan stimuleren tot verdere studie. Onder 'Om verder te lezen' zijn daartoe suggesties gegeven.

Verantwoording

Alle afbeeldingen zijn in het Sint Lucas Ziekenhuis vervaardigd door H. Moinat. De foto van de bevriezing is welwillend ter beschikking gesteld door prof. dr. H.J. ten Duis van het Academisch Ziekenhuis Groningen.

Bij de tweede druk

De afgelopen jaren is er veel veranderd in de diagnostiek en therapie van chirurgische aandoeningen. Met name in de radiologie is veel vooruitgang geboekt, met toenemend gebruik van steeds modernere CT- en MRI-apparatuur. Toch kan ook nu nog een groot aantal chirurgische ziektebeelden herkend worden aan de karakteristieke symptomatologie. Anamnese en lichamelijk onderzoek, samen met de 'klinische blik', blijven een belangrijke rol spelen in de diagnostiek, bij het opstellen van een differentiële diagnose en de keuze van aanvullende diagnostiek en bij de keus voor een eventuele therapie. In deze tweede druk van *Casuïstische heelkunde in beeld* wordt daar dan ook weer de nadruk op gelegd, met verwijzing naar aanvullende moderne diagnostische mogelijkheden en therapievormen waar mogelijk. Enkele nieuwe casus zijn toegevoegd. Tot de redactie is dr. B.C. Vrouenraets, chirurg-opleider in het Sint Lucas Andreas Ziekenhuis te Amsterdam toegetreden. Ook nu weer is de klinische fotografie geheel verzorgd door Hans Moinat.

Deel 1 Casuïstiek

1 Huid, weke delen, infecties

1.1 Man, 40 jaar

Anamnese
De patiënt, ambtenaar van beroep, klaagt al weken over een gezwollen elleboog. De dikte was plotseling ontstaan en geeft een gespannen gevoel bij beweging. De zwelling is hinderlijk bij leunen op de elleboog.

Onderzoek
Fluctuerende, niet-pijnlijke zwelling op het olecranon.

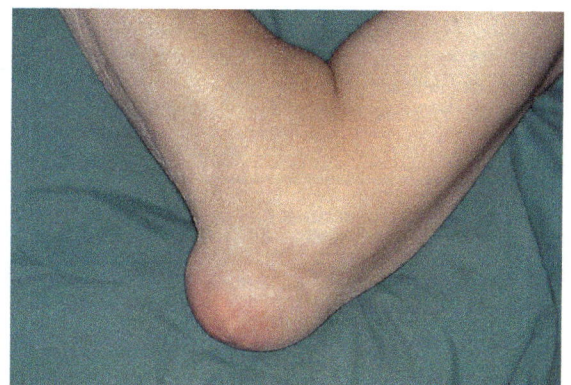

Vragen
A Wat is de diagnose?
B Wat is de oorzaak?
C Welke therapie is mogelijk?
D Wat is de differentiële diagnose?

1.2 Vrouw, 39 jaar

Anamnese
Deze vrouw heeft een zwelling op de rug, die al geruime tijd bestaat. Sinds kort is de zwelling pijnlijk geworden en het liggen op de rug is daardoor niet meer goed mogelijk.

Onderzoek
Een matig pijnlijke zwelling met roodheid midden op de rug.

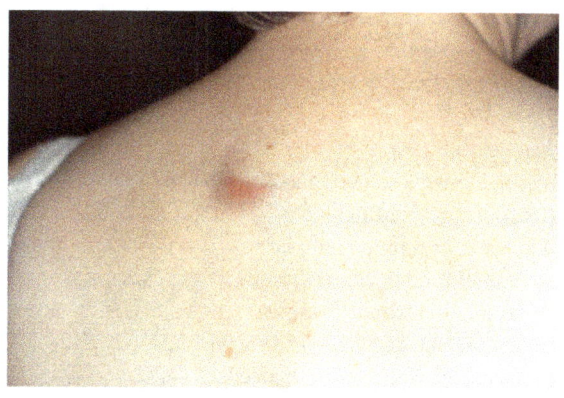

Vragen

A Wat is de diagnose?
B Op welke plaatsen worden deze zwellingen vaak gevonden en waar komen zij nooit voor?
C Hoe zien ze eruit wanneer ze worden geëxcideerd en opengesneden?
D Welke complicaties kunnen er optreden?
E Wat is de behandeling?

1.3 Vrouw, 70 jaar

Anamnese
Mevrouw heeft een wond aan de wijsvinger.

Onderzoek
Er blijkt slechts een geringe excoriatie te bestaan. Verder valt op een pleister onder het linkeroor. Bij navraag zegt de patiënte: 'O, dat is niets dokter, dat zit er al zo lang.' Bij optillen van de pleister wordt een gedepigmenteerde tumor in een donker verkleurd gebied zichtbaar.

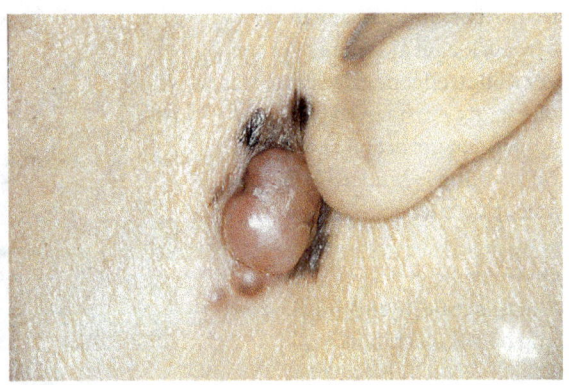

Vragen

A Wat is de diagnose en waarom?
B Hoe zijn deze tumoren te classificeren?
C Wat is de differentiële diagnose?
D Wat is de therapie?
E Wat is de prognose?

1.4 Man, 62 jaar

Anamnese
Mijnheer heeft een klein wondje dat hij enige maanden geleden heeft opgelopen door een steek met een schroevendraaier. Er is een hinderlijke zwelling ontstaan. Het wondje wilde niet genezen, waardoor patiënt steeds een pleister moest dragen.

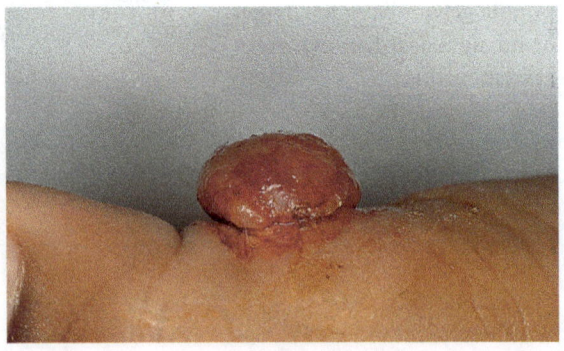

Onderzoek
Paddenstoelachtige zwelling aan de binnenzijde van de duim.

Vragen
A Wat is de diagnose?
B Hoe kan deze zwelling zijn ontstaan?
C Wat is de therapie?

1.5 Vrouw, 19 jaar

Anamnese
De patiënte is secretaresse. Ze heeft zich twee dagen geleden geprikt aan de inktcontainer van de kopieermachine en meent een 'bloedvergiftiging' te hebben opgelopen.

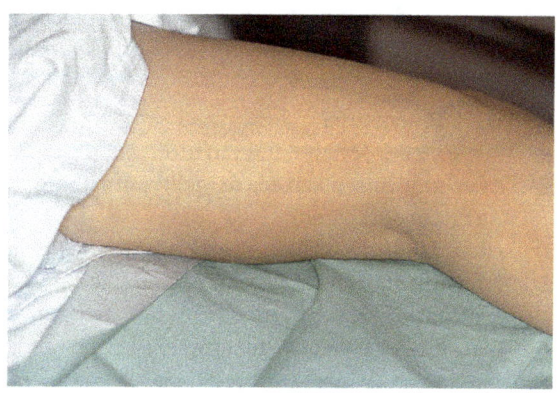

Onderzoek
Een rode streep die over de arm naar de oksel loopt.

Vragen
A Wat is de diagnose?
B Wat zou u verder nog willen onderzoeken?
C Waaruit bestaat de behandeling?

1.6 Vrouw, 59 jaar

Anamnese
Mevrouw heeft al vele jaren dikke benen die regelmatig aanleiding hebben gegeven tot ontstekingen. De patiënte gebruikt diuretica tegen de oedemen.

Onderzoek
Temperatuur van patiënte is 38,9 °C. Beide benen zijn fors gezwollen en rood verkleurd.

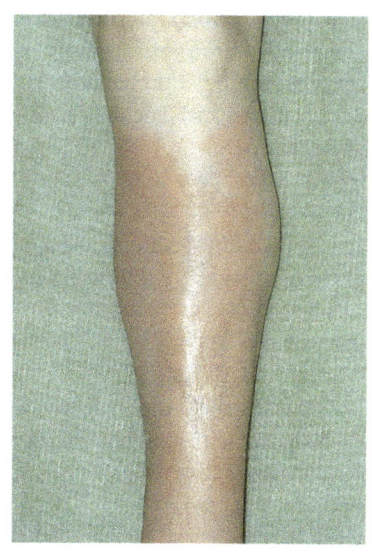

Vragen
A Welke diagnose stelt u?
B Wat is de oorzaak?
C Is nader onderzoek noodzakelijk, en zo ja, waaruit zal dit bestaan?
D Welke therapie dient in eerste instantie te worden toegepast?
E Welke therapie stelt u daarna voor?

1.7 Vrouw, 33 jaar

Anamnese
Mevrouw heeft al wekenlang onstekingen in de oksel die zeer veel last veroorzaken in de zin van pijn en pusafscheiding. Ze kan daardoor af en toe haar arm niet gebruiken.

Onderzoek
In de oksel bevindt zich een geïndureerd rood gebied met enkele fistelopeningen, waaruit wat pus komt.

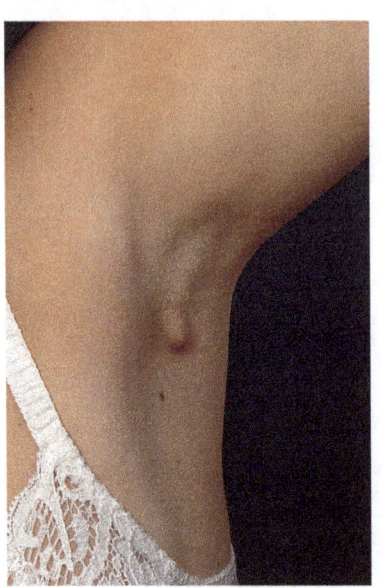

Vragen
A Wat is de diagnose?
B Waar gaat deze ontsteking van uit?
C Op welke plaatsen kan een dergelijke afwijking nog meer voorkomen?
D Is deze aandoening leeftijdsgebonden?
E Wat wordt als de oorzaak voor deze afwijking beschouwd?
F Waaruit bestaat de behandeling?

1.8 Man, 62 jaar

Anamnese
De patiënt heeft sinds geruime tijd een uitsteeksel aan de borsthuid, dat maar niet wil verdwijnen. Af en toe valt er een brokje af, maar na verloop van tijd is de afwijking weer in volle omvang terug. Bovendien lijkt het erop dat het uitsteeksel geleidelijk groter wordt.

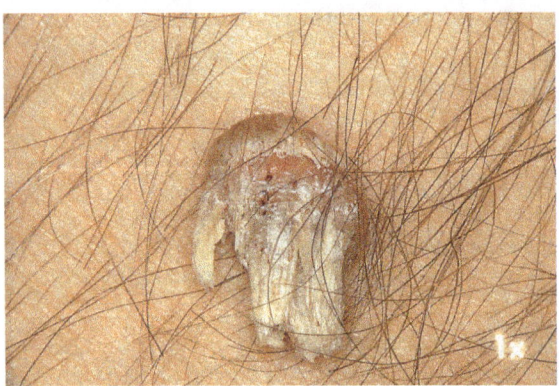

Onderzoek
Er is sprake van een kleine, 3 cm grote, uitstekende zwelling die een verhoornend aspect heeft.

Vragen
A Hoe luidt de diagnose?
B Waar gaat het uitsteeksel van uit?
C Kan dit uitsteeksel eenvoudig worden afgeknipt? Zo niet, welke behandeling dient er dan plaats te vinden?

1.9 Man, 75 jaar

Anamnese
Mijnheer heeft altijd pijp gerookt. Sinds enige tijd heeft hij een klein zweertje aan de lip dat maar niet wil genezen. Hij kan hierdoor zijn pijp niet goed roken.

Onderzoek
Er wordt een hyperkeratotisch gebied met in het centrum een klein defect aangetroffen.

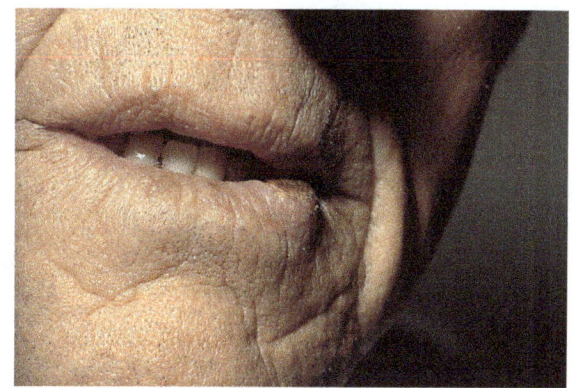

Vragen
A Wat is de meest waarschijnlijke diagnose? Komt dit vaak voor?
B Waar moet u verder nog op letten?
C Hoe ziet deze afwijking er pathologisch-anatomisch uit?
D Op welke andere plaatsen kan deze afwijking ook nog gevonden worden?
E Hoe moet deze afwijking behandeld worden?
F Wat zou u verder de patiënt nog adviseren?

1.10 Man, 48 jaar

Anamnese
Mijnheer heeft een geleidelijk groter wordende zwelling op de rechterschouder die niet pijnlijk is.

Onderzoek
Er bestaat een betrekkelijk week aanvoelende zwelling die goed afgrensbaar is, los van de huid ligt en los van de onderlaag lijkt te liggen.

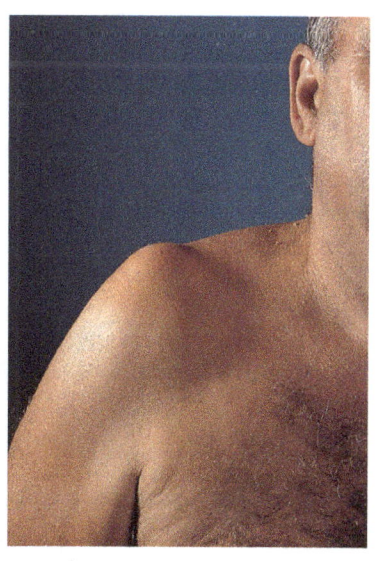

Vragen
A Wat is de waarschijnlijke diagnose?
B Welke diagnostische tekenen verwacht u te vinden bij onderzoek van deze zwelling?
C Is er fluctuatie?
D Zijn er bepaalde subcutane gebieden waar dergelijke tumoren nooit worden gevonden? Noem deze en vertel waarom.
E Zelden zijn deze tumoren kwaadaardig. Wat zouden daarvoor de klinische tekenen kunnen zijn?
F Is pathologisch onderzoek gewenst?

1.11 Man, 71 jaar

Anamnese
Mijnheer heeft al geruime tijd een klein plekje op de huid waar een korstje op komt. Wanneer het korstje eraf valt, bloedt het een beetje, maar daarna wordt het plekje opnieuw bedekt door een korstje.

Onderzoek
Zichtbaar is een 0,5 cm grote huidlaesie met daarop een korstje. Bij het verwijderen van het korstje komt een granulerend plekje tevoorschijn.

Vragen
A Wat is hier de diagnose?
B Is deze afwijking levensbedreigend?
C Welke typen zijn te onderscheiden?
D Wat is de behandeling?
E Wat is de rol van radiotherapie bij de behandeling van deze tumoren?

1.12 Vrouw, 83 jaar

Anamnese
Mevrouw heeft al maanden een dragende wond aan de basis van de tweede vinger aan de rechterhand. Het zou begonnen zijn als een klein plekje, ontstaan na een verwonding.

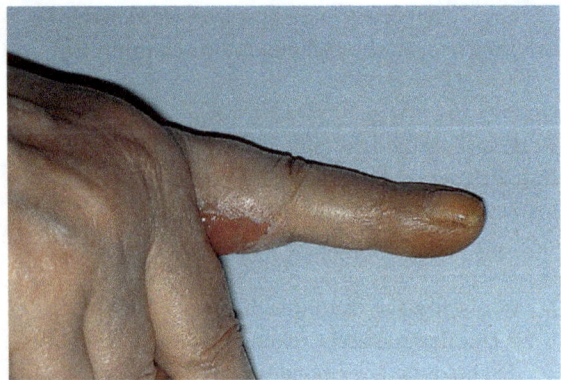

Onderzoek
Er is sprake van een granulerend oppervlak met geïnfiltreerde randen.

Vragen
A Is hier inderdaad sprake van een resttoestand na een verwonding?
B Zo ja, hoe is dit te verklaren? Zo nee, wat is dan de oorzaak?
C Waaruit zal in beide gevallen de behandeling dienen te bestaan?

1.13 Vrouw, 47 jaar

Anamnese
Mevrouw klaagt over een blauwe plek aan haar wijsvinger, die haar hindert bij het vastpakken van voorwerpen.

Onderzoek
Een kleine, weke, blauw doorschemerende, wegdrukbare zwelling.

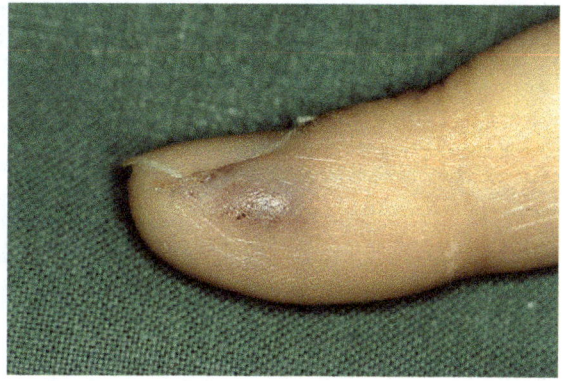

Vragen
A Wat is hier de diagnose?
B Hoe is dit nog te adstrueren?
C Welke behandeling zal moeten worden ingesteld?

1.14 Vrouw, 25 jaar

Anamnese
Mevrouw heeft sinds enige dagen een pijnlijke zwelling onder in de buikhuid, die begonnen is met een klein, pijnlijk haartje.

Onderzoek
Er bestaat een rode, pijnlijke zwelling, die mogelijk licht fluctueert.

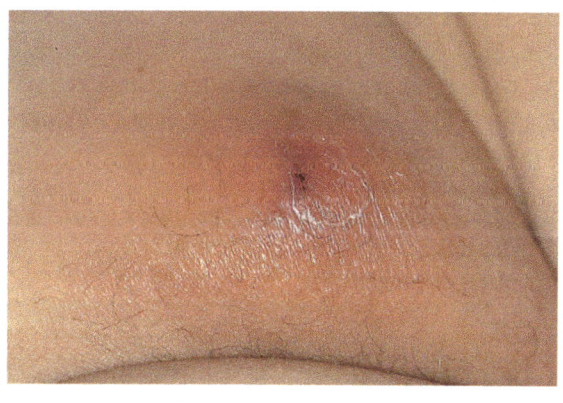

Vragen
A Wat is de diagnose?
B Welke bacterie veroorzaakt deze ontsteking?
C Is behandeling met antibiotica nodig?
D Hoe is het natuurlijk beloop?
E Welke behandeling zou u instellen?

1.15 Vrouw, 42 jaar

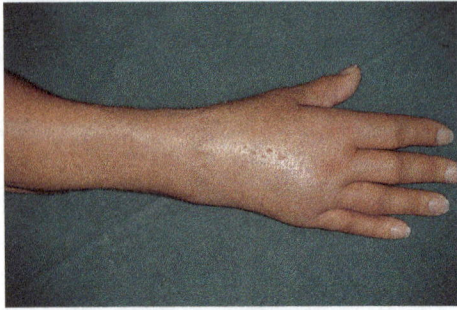 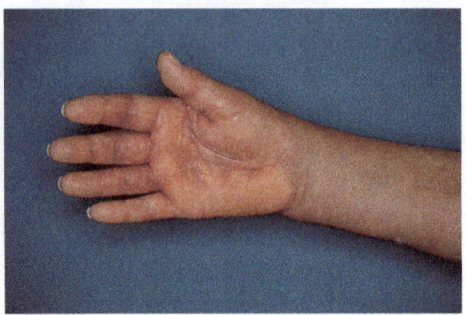

Anamnese
Na een klap op de rechterhand heeft de patiënte een permanent pijnlijke hand en onderarm ontwikkeld. Thans is het zo dat de hand nauwelijks of niet te gebruiken is. 's Nachts weet zij niet goed hoe ze de arm moet neerleggen. Mevrouw wordt er depressief van.

Onderzoek
Wat rood verkleurde hand en distale onderarm. De handrug en vingers zijn gezwollen en voelen vochtig en warm aan. Het aanraken wordt als pijnlijk ervaren.

Vragen
A Wat is er mis met de hand van deze patiënt?
B Wat is het natuurlijke beloop van deze afwijking?
C Welke stadia zijn te onderscheiden?
D Wat is de pathofysiologie?
E Bij wie komt deze afwijking het meeste voor?
F Hoe moet deze behandeld worden?
G Wat is de prognose?

1.16 Kind, 5 jaar

Anamnese
Verbranding door heet water.

Onderzoek
Op het hoofd en de rug bevinden zich gebieden die worden gekenmerkt door roodheid en blaarvorming. Ook is er een enkel gebiedje dat een wittig aspect heeft.

Vragen
A Hoe diep zijn deze brandwonden?
B Hoe zijn brandwonden te graderen?
C Welke behandeling dient toegepast te worden?

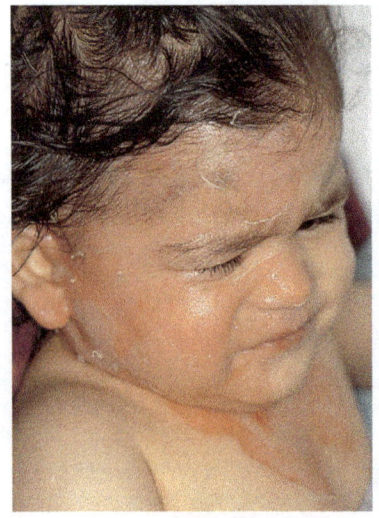

1.17 Vrouw, 53 jaar

Anamnese
Mevrouw klaagt over multipele zwellingen over het gehele lichaam. Deze zijn gedurende haar leven geleidelijk in omvang toegenomen. Nu heeft zij een zwelling boven het sleutelbeen.

Onderzoek
Zichtbare multipele zwellingen met daartussen lichtbruine vlekken.

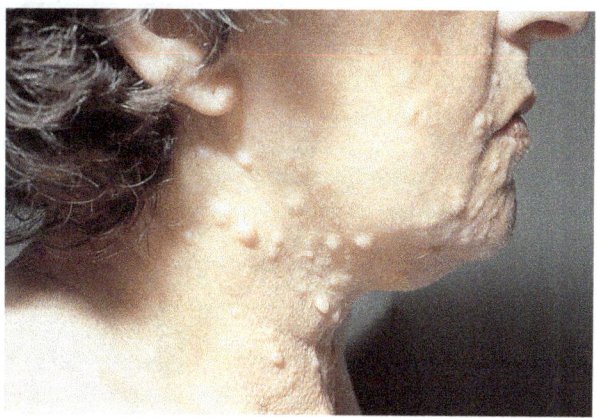

Vragen
A Wat is de diagnose?
B Waaruit bestaan deze zwellingen?
C Wat is de prognose?
D Waaruit bestaat de behandeling?

1.18 Man, 72 jaar

Anamnese
De patiënt klaagt over grote, bruine vlekken op de rug.

Onderzoek
Op de hele rug bevinden zich pigmentvlekken, die licht verheven zijn.

Vragen
A Wat is de diagnose?
B Waar gaat deze afwijking van uit?
C Wat is de behandeling?

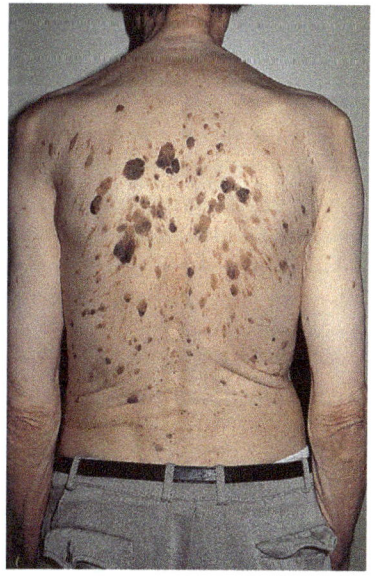

1.19 Man, 44 jaar

Anamnese
Mijnheer heeft sinds ongeveer een week een zwelling in de nek opgemerkt, die hem veel last geeft. Het begon met een vast en rood plekje dat pijnlijke jeuk veroorzaakte. De laatste dagen heeft zich spontaan pus ontlast. Hij voelt zich ziek en heeft koorts tot 39 °C.

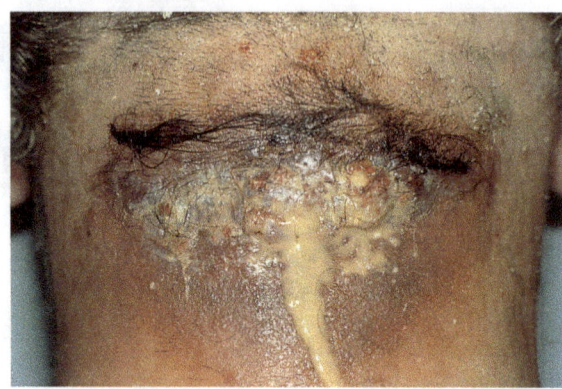

Onderzoek
In de nek bestaat een rood en geïndureerd gebied waaruit pus stroomt.

Vragen
A Wat is hier de diagnose?
B Wat is het natuurlijk beloop van deze afwijking?
C Wat is de oorzaak?
D Bij welke patiënten komt deze afwijking vooral voor?
E Wat is hier de behandeling?
F Wat is de prognose?

1.20 Man, 26 jaar

Anamnese
Mijnheer heeft een jaar geleden een kleine verwonding aan de pink gehad. Nu ontwikkelt zich in dat gebied een zwelling waar hij last van heeft.

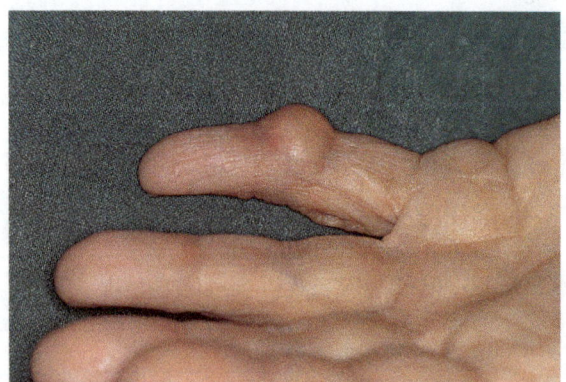

Onderzoek
Er is een litteken zichtbaar met daaronder een vast aanvoelende zwelling met een doorsnede van ongeveer 1 cm.

Vragen
A Wat is de diagnose?
B Hoe kan deze afwijking ontstaan?
C Wat is de behandeling?

1.21 Vrouw, 48 jaar

Anamnese
De patiënte heeft een pijnlijke zwelling in de lies, die in de afgelopen paar dagen steeds duidelijker is geworden.

Onderzoek
Er is inderdaad een rode, pijnlijke zwelling in de lies en die lijkt te fluctueren.

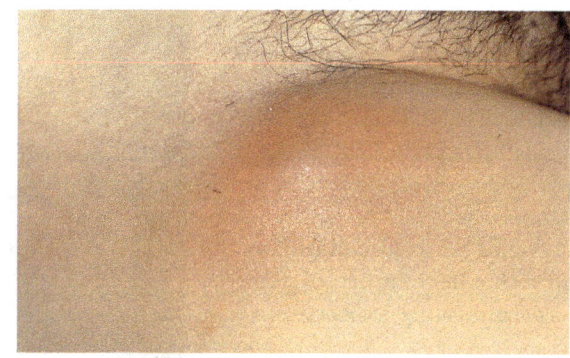

Vragen
A Wat is hier de meest waarschijnlijke diagnose?
B Welke differentiële diagnose is mogelijk?
C Welke anamnestische gegevens zou u nog moeten verkrijgen?
D Wat is de behandeling van keuze?
E Hebben antibiotica hier een plaats?

1.22 Man, 76 jaar

Anamnese
De patiënt heeft sinds enige tijd een toenemend pijnlijke vinger. De laatste paar dagen is de pijn zo hevig geworden dat het ondraaglijk is. Hij slaapt er niet door. Zelf zegt hij dat de vinger ernstig ontstoken is.

Onderzoek
Een gezwollen, rode vinger met een duidelijk geel gebied, vlak onder een dunne huid.

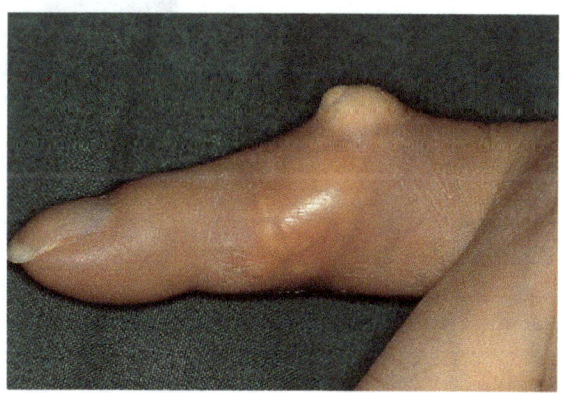

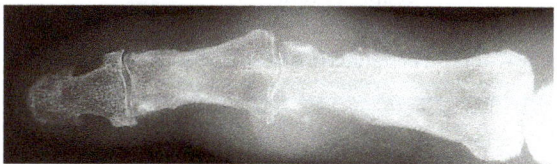

Vragen
A Wat is de diagnose?
B Wat is de oorzaak?
C Wat is de behandeling?

1.23 Vrouw, 28 jaar

Anamnese
Enige dagen geleden is mevrouw door haar kat in het gezicht gekrabd. Nu is de helft van haar gelaat sterk gezwollen.

Onderzoek
Er wordt een forse roodheid van de rechterhelft van het gelaat met oedeemvorming geconstateerd.

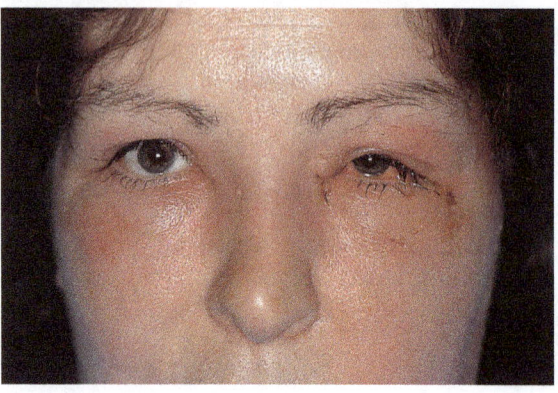

Vragen
A Wat is hier aan de hand?
B Waardoor wordt dit beeld veroorzaakt?
C Welk risico loopt de patiënt?
D Hoe is de behandeling?

1.24 Man, 50 jaar

Anamnese
Mijnheer komt naar de afdeling Spoedeisende hulp wegens klachten over heftige pijn in de vingers. De man is verwaarloosd en dakloos.

Onderzoek
Verkleuring en zwelling van de vingers met blaarvorming. Sommige blaren zijn stukgegaan.

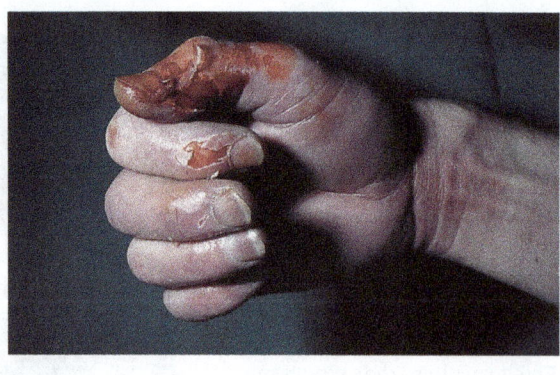

Vragen
A Waar is hier sprake van?
B Hoe ontstaat deze afwijking?
C Wat is de behandeling in eerste instantie?

2 Hoofd, hals

2.1 Man, 24 jaar

Anamnese
De patiënt kreeg plotseling een zwelling in de hals, die de laatste tijd in omvang is toegenomen en warm en pijnlijk is geworden.

Onderzoek
Flinke zwelling lateraal in de hals onder de rechterkaakhoek.

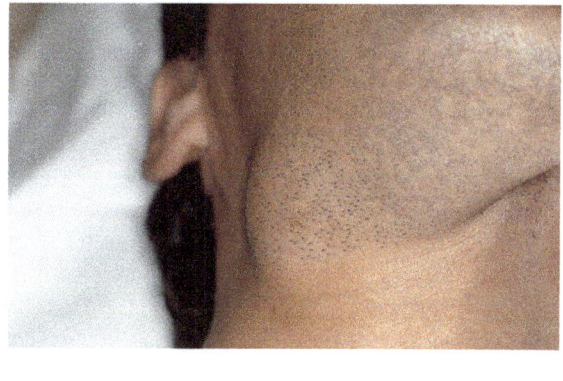

Vragen
A Om welk soort zwelling gaat het hier? Wat is de typische lokalisatie?
B Welke complicatie heeft zich voorgedaan? Komt die regelmatig voor?
C Wat zal er gebeuren bij een simpele incisie met drainage?
D Wat is de basis van het optreden van deze zwelling?
E Hoe is de zwelling te onderscheiden van andere laterale halstumoren?
F Waaruit bestaat de behandeling van keuze?

2.2 Vrouw, 59 jaar

Anamnese
Mevrouw klaagt over een geleidelijk toenemende, pijnloze zwelling bij de rechteroorlel.

Onderzoek
Een week elastische zwelling onder de rechteroorlel die goed afgegrensd lijkt en vastzit aan de onderlaag. De oorlel staat af.

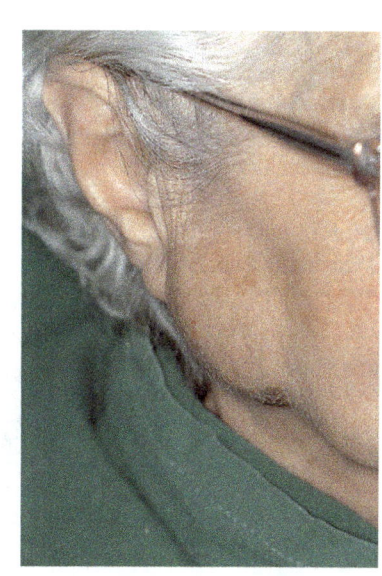

Vragen
A Wat is de meest waarschijnlijke diagnose?
B Hoe zou u de diagnose nog verder kunnen bevestigen?
C Welke andere tumoren kunnen op deze plaats optreden?
D Wat is het belangrijkste fysische diagnostische teken dat op een maligniteit zou kunnen wijzen?
E Welke behandeling zou u voor deze afwijking aanbevelen?

2.3 Man, 34 jaar

Anamnese
De patiënt, een Marokkaanse jongen, meldt zich met een al enige tijd bestaande, betrekkelijk pijnloze zwelling in de hals.

Onderzoek
Er is een fluctuerende zwelling te zien die geen tekenen van ontsteking vertoont, met name geen roodheid of warmte.

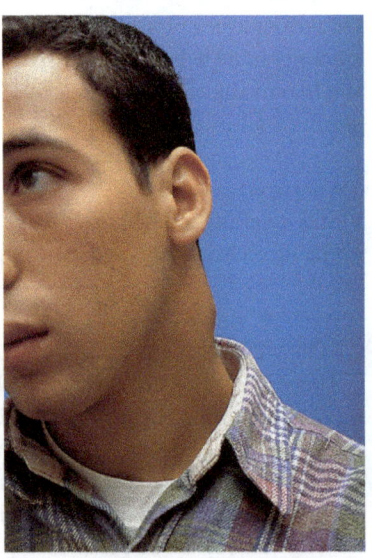

Vragen
A Hoe luidt de diagnose?
B Bij welke patiënten zou u deze diagnose stellen?
C Wat is de differentiële diagnose?
D Wat zal er gebeuren wanneer deze zwelling niet behandeld wordt?

2.4 Man, 26 jaar

Anamnese
De man heeft een zwelling in de hals opgemerkt die vrij plotseling is ontstaan.

Onderzoek
Mediaan in de hals bevindt zich een kleine, vaste zwelling die, wanneer de tong wordt uitgestoken, mee lijkt te bewegen.

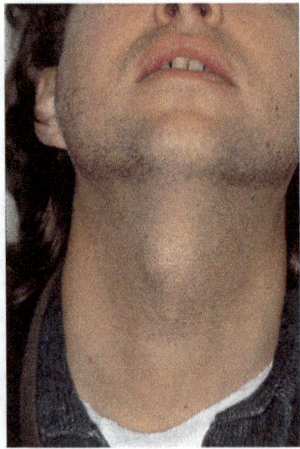 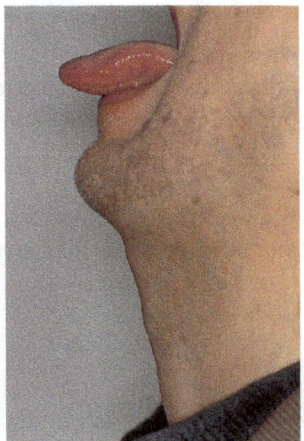

Vragen

A Wat is de diagnose?
B De zwelling beweegt mee met het uitsteken van de tong. Hoe houdt dat anatomisch met elkaar verband?
C Wat is de embryologische verklaring van dit fysische teken?
D Welke andere congenitale anomalieën kunnen als gevolg van dit embryologisch ontwikkelingsproces optreden?
E Wat is de behandeling van deze zwelling?

2.5 Vrouw, 36 jaar

Anamnese
Mevrouw heeft al enige tijd een zwelling in de mond, die pijnloos is, maar haar hindert doordat de zwelling in de weg zit.

Onderzoek
Grote zwelling in de mondbodem, die met helder vocht gevuld lijkt.

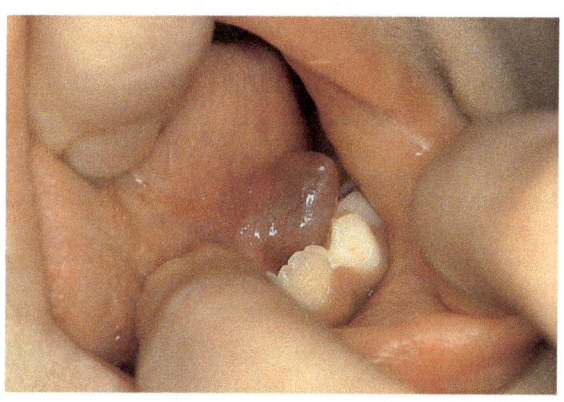

Vragen

A Wat is deze zwelling?
B Waarom wordt deze zo genoemd?
C Beschrijf de klinische verschijnselen.
D Is aspiratie een goede optie?
E Welke andere therapeutische mogelijkheden zijn er?
F Welke structuur moet vooral ontweken worden bij chirurgische behandeling?

2.6 Man, 82 jaar

Anamnese
Mijnheer heeft al enkele maanden een zwelling boven de linker clavicula. Patiënt klaagt verder over gewichtsverlies en snelle vermoeidheid gedurende de laatste twee maanden.

Onderzoek
Boven de linker clavicula bevindt zich inderdaad een vast aanvoelende massa, die lijkt uit te gaan van de lymfeklieren.

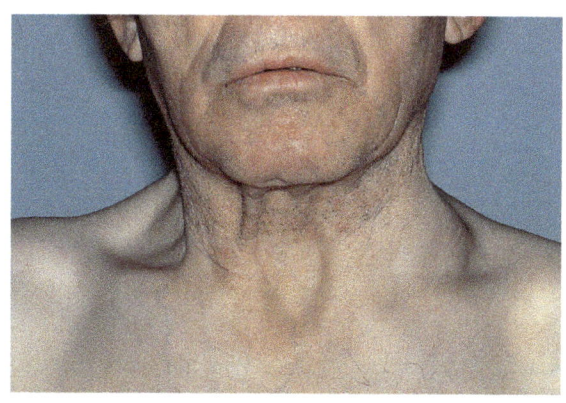

Vragen

A Wat is de diagnose?
B Welke anamnestische gegevens zou u nog verder willen weten?
C Welke nadere onderzoekingen zou u laten verrichten teneinde de diagnose te bevestigen?
D Hoe is deze afwijking te classificeren?
E Welke factoren dragen bij aan het ontstaan?

3 Thorax, mamma

3.1 Vrouw, 62 jaar

Anamnese
Mevrouw klaagt over een jeukend gevoel aan de tepel, die af en toe wat afscheiding vertoont.

Onderzoek
Zie foto.

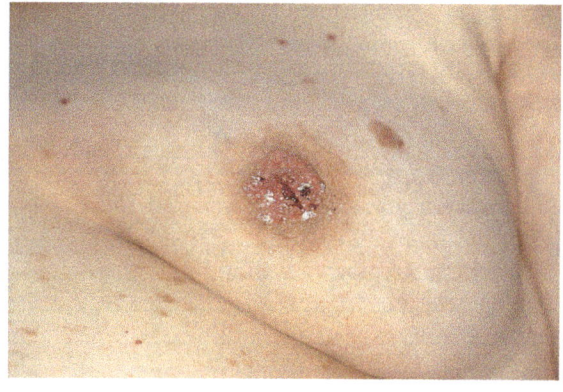

Vragen
A Welke afwijkingen zijn er aan en rond deze tepel waar te nemen?
B Wat is de meest waarschijnlijke diagnose? Wat is daarvan de incidentie?
C Waarvan moet u deze laesie differentiëren?
D Hoe is de diagnose te bevestigen?
E Wat is het microscopisch aspect?
F Waar gaat deze laesie van uit?
G Hoe is het natuurlijk beloop?
H Hoe is de verdere diagnostiek en behandeling?

3.2 Man, 17 jaar

Anamnese
De patiënt klaagt over een gevoelige zwelling van de linkermamma.

Onderzoek
Er is een weke, schijfvormige zwelling achter de tepel van de linkermamma waar te nemen, die gevoelig is bij palpatie.

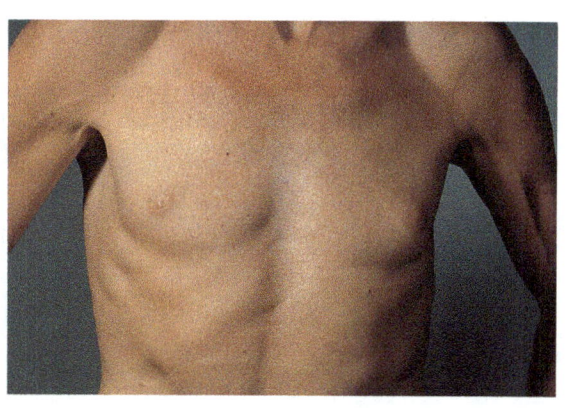

Vragen
A Wat is de diagnose?
B Hoe classificeert u de oorzaken van deze afwijking?
C Waaruit bestaat de behandeling?

3.3 Vrouw, 42 jaar

Anamnese
Mevrouw heeft kortgeleden een zwelling in de rechtermamma ontdekt die niet pijnlijk is. In feite stelde de echtgenoot de aanwezigheid van deze zwelling vast.

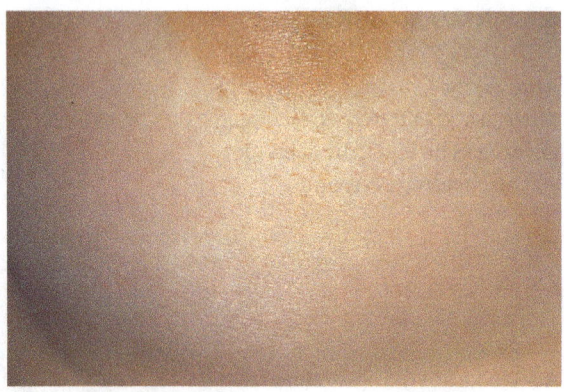

Onderzoek
Er bestaat een ongeveer 4 cm grote, vaste, pijnloze en niet geheel goed afgrensbare zwelling onder de tepel van de rechtermamma.

Vragen
A Wat is opvallend aan deze mamma? Waardoor is dit ontstaan?
B Hoe kunt u vaststellen of de tumor los zit van zijn omgeving?
C Welke stagering krijgt deze tumor?
D Welk lichamelijk onderzoek zou u verder nog verrichten? Bij welk percentage van de patiënten zijn er verder afwijkingen vast te stellen?
E Welk hulponderzoek wilt u gebruiken om de diagnose definitief te stellen?

3.4 Vrouw, 53 jaar

Anamnese
Tijdens een bevolkingsonderzoek is een afwijking gevonden op een mammogram.

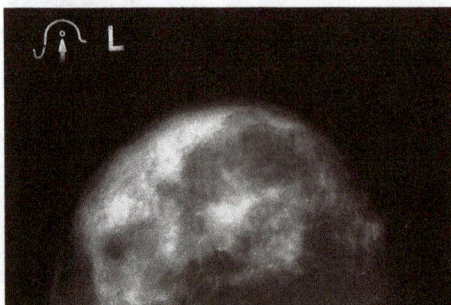
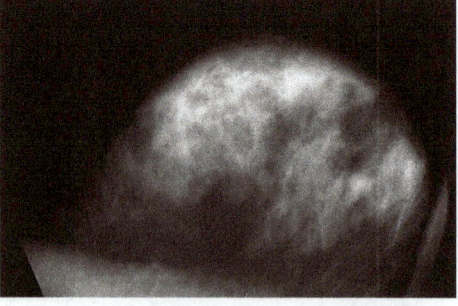

Onderzoek
Bij geen van beide mammae zijn afwijkingen vast te stellen.

Vragen
A Wat zijn de afwijkingen die op deze foto zichtbaar zijn?
B Waarvoor zijn deze afwijkingen verdacht?
C Wat is nu de te volgen procedure?
D Welke mogelijkheden zijn er voor de behandeling van deze toevalsbevinding?

3.5 Vrouw, 34 jaar

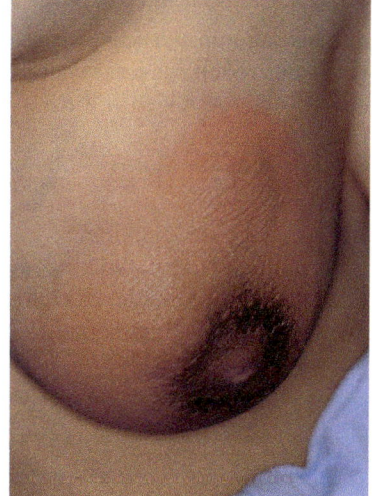

Anamnese
De patiënte klaagt over regelmatige ontstekingen van de borst, die zelfs eenmaal aanleiding hebben gegeven tot incisie en drainage.

Onderzoek
Roodheid en een pijnlijke zwelling in de tepelhof en daarbuiten.

Vragen
A Wat valt u verder op aan deze tepel?
B Wat is de diagnose?
C Wat is de oorzaak van deze afwijking?
D Hoe zou u dit behandelen?

3.6 Vrouw, 27 jaar

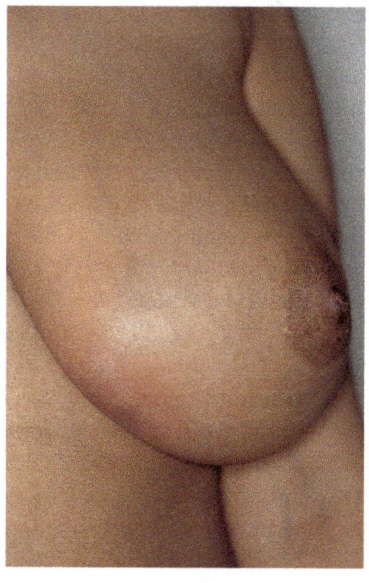

Anamnese
Mevrouw is drie weken geleden bevallen van een kind. De laatste dagen is er sprake van een in toenemende mate pijnlijke lactatie, die ook niet zo goed meer loopt.

Onderzoek
Gezwollen, pijnlijke borst aan de mediale zijde. In het centrum van de roodheid en zwelling is fluctuatie op te wekken. De patiënte heeft een temperatuur van 38,3 °C.

Vragen
A Wat is de diagnose?
B Waaruit bestaat de behandeling?

3.7 Vrouw, 17 jaar

Anamnese
De patiënte klaagt over het feit dat zij een kuil in de borst heeft. Die wordt steeds duidelijker zichtbaar nu zij groter wordt.

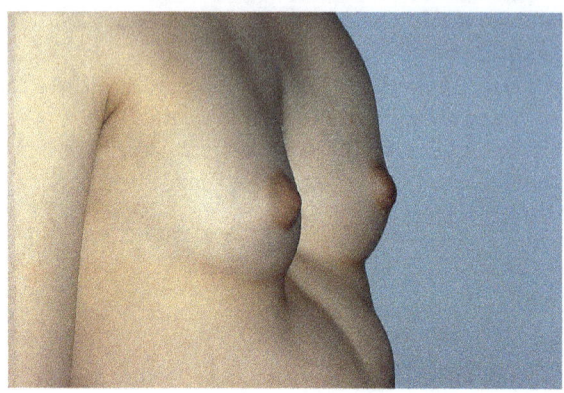

Onderzoek
De patiënte heeft een naar binnen gebogen borstbeen. Bij inspiratie lijkt het sternum niet echt mee naar voren te komen. Verder valt de duidelijke prominentie van de ribbenboog op.

Vragen
A Hoe heet deze afwijking?
B Hoe ontstaat deze afwijking?
C Is dit een congenitale afwijking?
D Hoe is de afwijking röntgenologisch zichtbaar te maken?
E Wat is de behandeling?

3.8 Man, 18 jaar

Anamnese
Sinds de patiënt aan het groeien is, heeft hij een verdikking aan een zijde in de borstkas, die in omvang lijkt toe te nemen.

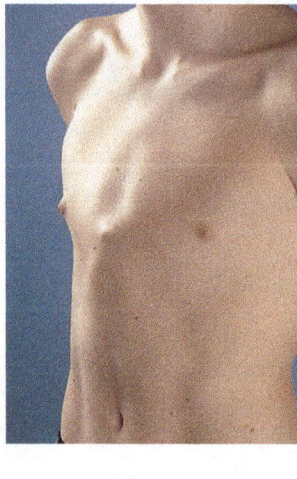 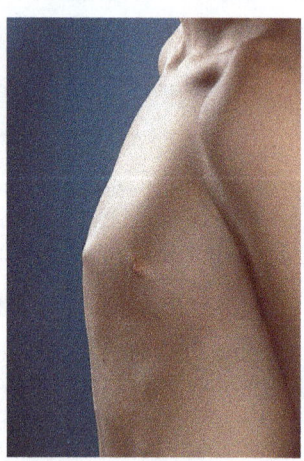

Onderzoek
Er bestaat inderdaad een naar voren prominerende afwijking die lijkt uit te gaan van het borstbeen.

Vragen
A Wat is de diagnose?
B Wat is de typische klacht?
C Wat is hiervan de oorzaak?
D Komt deze afwijking vaak voor?
E Waaruit bestaat de behandeling en wat is de prognose?

3.9 Vrouw, 28 jaar

Anamnese
De patiënte heeft sinds enige tijd een wat vergrote, pijnlijke rechtermamma, die ook wat rood is geworden. Aanvankelijk is zij behandeld met antibiotica zonder dat dit het beeld verbeterde.

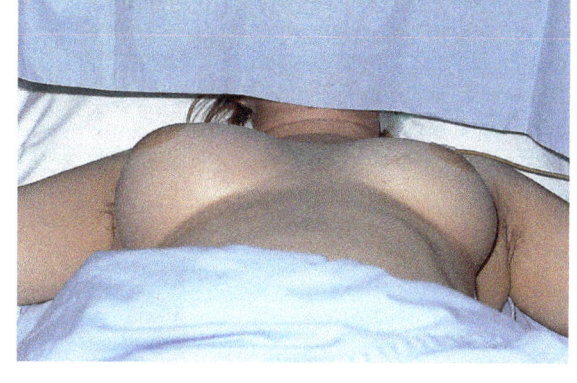

Onderzoek
Grotere rechtermamma met een oedemateuze en vast aanvoelende huid, die duidelijk warmer is dan de andere zijde en pijnlijk is bij palpatie. Tevens is het aspect van de mamma wat roder dan de andere zijde.

Vragen
A Welk onderzoek moet u hier doen?
B Wat is hier de waarschijnlijkheidsdiagnose?
C Waar gaat deze afwijking van uit?
D Welk nader onderzoek dient u nog te verrichten?
E Wat is het therapeutisch beleid?
F Wat is de prognose?

3.10 Vrouw, 38 jaar

Anamnese
De patiënte heeft al zes maanden een pijnlijk gebied in de linkerborst. Het was haar opgevallen dat de klachten premenstrueel toenamen, maar na de menstruatie nooit geheel verdwenen. De huisarts heeft een mammografie aangevraagd.

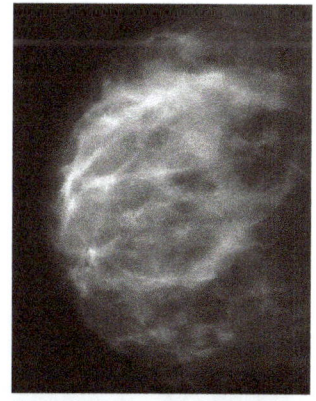

Onderzoek
Grote, niet geheel regelmatige zwelling in het laterale bovenkwadrant van de linkermamma.

Vragen
A Waaraan lijdt deze vrouw?
B Hoe valt dit te bevestigen?
C Is dit een afwijking die zorgen baart?
D Op welke leeftijd komt deze afwijking het meest voor?
E Op welke plaats in de borst wordt deze afwijking meestal gevonden?
F Waaruit bestaat de behandeling?

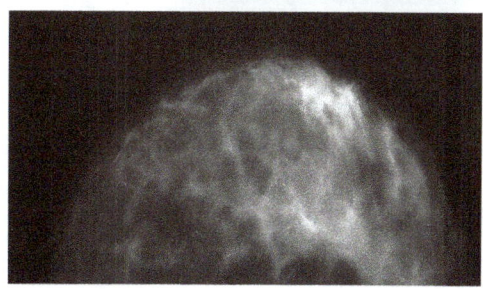

3.11 Vrouw, 88 jaar

Anamnese
De verzorgende ontdekte bij het wassen een zwelling in de borst. De patiënte is hulpbehoevend. Zij heeft ernstige cardiale problemen (angina pectoris en decompensatio cordis).

Onderzoek
Zie foto.

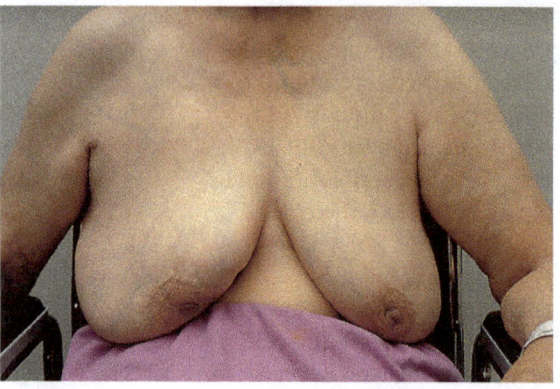

Vragen
A Wat valt u op?
B Hoe is de afwijking nog duidelijker te maken?
C Waaruit zal verder onderzoek bestaan?
D Wat is de geschiktste therapie voor deze in een zeer slechte conditie verkerende vrouw?

4 Abdomen, liezen

4.1 Man, 65 jaar

Anamnese
Mijnheer heeft al vele buikoperaties ondergaan. Hij heeft al geruime tijd klachten over pijnaanvallen in de buik.

Onderzoek
Zie de foto's, die met vijf minuten tussentijd genomen zijn.

Vragen
A Welk symptoom is hier waar te nemen?
B Hoe kan dit verschijnsel soms worden opgewekt?
C Waarvan is hier sprake?
D Hoe is deze toestand te classificeren?
E Welke oorzaken kunnen hieraan ten grondslag liggen?

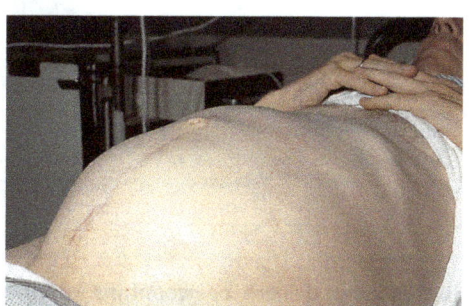

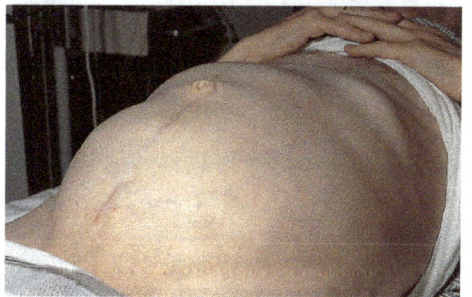

4.2 Vrouw, 59 jaar

Anamnese
Mevrouw heeft al geruime tijd een zwelling in de rechterlies, die echter pas de laatste tijd klachten geeft en ook groter lijkt te worden.

Onderzoek
Het betreft hier een betrekkelijk weke zwelling die niet weg te drukken is.

Vragen
A Wat is de meest waarschijnlijke oorzaak van de zwelling?
B Wat is de differentiële diagnose?
C Hoe is deze zwelling bij lichamelijk onderzoek te onderscheiden van andere zwellingen in de lies?
D Wat is de sekseratio van deze afwijking?
E Waaruit bestaat de behandeling van keuze?

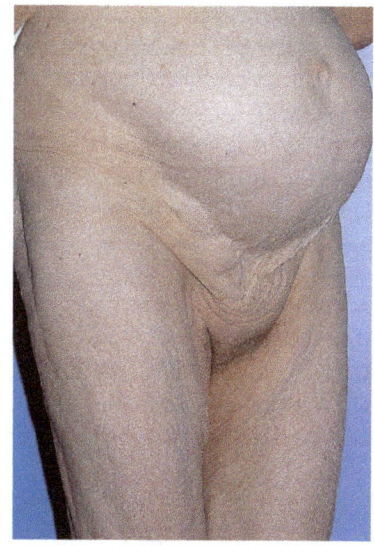

4.3 Man, 53 jaar

Anamnese
Mijnheer heeft al gedurende een halfjaar een zwelling in de buik die geleidelijk groter wordt. Hij heeft er de laatste tijd last van.

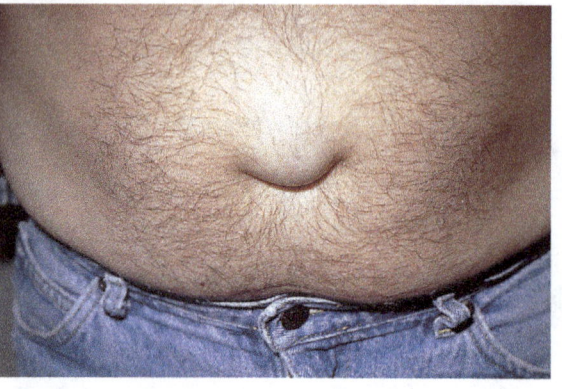

Onderzoek
In de navel wordt een ronde zwelling gevonden die vrij vast aanvoelt en niet te reponeren lijkt.

Vragen
A Wat is de juiste naam voor deze hernia?
B Wat bevat de hernia gewoonlijk?
C Is deze hernia gevaarlijk?
D Welke hernia bestaat op deze plaats bij jonge kinderen?
E Hoe is dit te onderscheiden van de volwassen vorm?

4.4 Man, 69 jaar

Anamnese
De patiënt heeft zes jaar geleden een aortabifurcatieprothese gekregen in verband met een aneurysma aortae abdominalis. Enige tijd geleden merkte hij een zwelling in het litteken op. Deze zwelling wordt geleidelijk groter. Hoewel de zwelling hem geen last bezorgt, maakt hij zich toch zorgen over de toenemende omvang en over het feit dat anderen hem ernaar vragen.

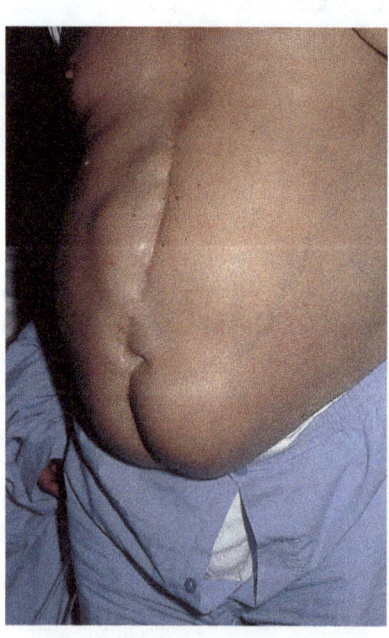

Onderzoek
Zwelling in de bovenbuik in het litteken van de mediane laparotomie. De zwelling wordt duidelijker zichtbaar bij staan.

Vragen
A Wat is dit?
B Is dit gevaarlijk en zo niet, waarom niet?
C Wat zijn de etiologische factoren?
D Wat zijn de behandelmogelijkheden?
E Wat is het bezwaar van chirurgisch herstel?

4.5 Vrouw, 25 jaar

Anamnese
Sinds een dag heeft mevrouw krampende pijn rond de navel; ze is misselijk en moet braken. Verder had zij de afgelopen zes uur diarree met rozekleurige bijmenging.

Onderzoek
Licht opgezette buik met normale peristaltiek, geen drukpijn. Verder valt op dat zij rondom de mond pigmentaties heeft, die zich bij nadere inspectie ook in het wangslijmvlies blijken te bevinden.

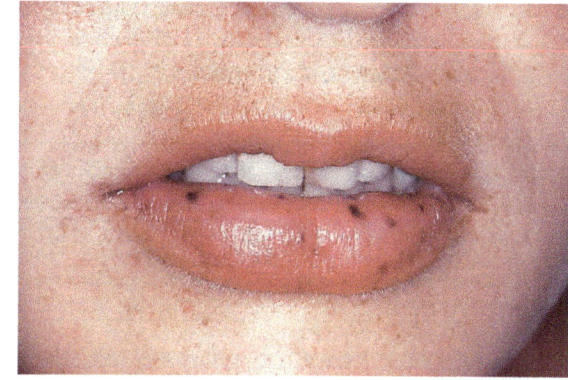

Vragen
A Aan welk syndroom lijdt deze patiënte?
B Wat is de vermoedelijke oorzaak van de buikpijnaanval?
C Waar zijn deze pigmentaties verder nog te vinden?
D Wat is de prognose?
E Waaruit bestaat de behandeling?

4.6 Man, 74 jaar

Anamnese
Mijnheer heeft enige tijd last van algemene malaise. Zijn vrouw had opgemerkt dat zijn huid al enige dagen geel is. Zelf was hem opgevallen dat de urine donker gekleurd en de ontlasting vrijwel ontkleurd was. De patiënt is bekend met galstenen. Ongeveer zes maanden geleden is bij hem diabetes mellitus geconstateerd. Hij klaagt over jeuk.

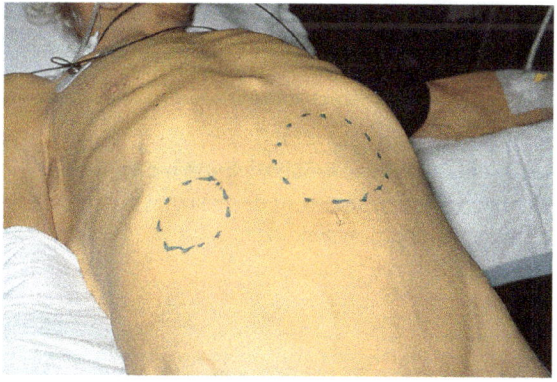

Onderzoek
Oudere man met geelachtige huid. Op de armen krabeffecten. In het abdomen, dat niet is opgezet, zijn behalve de icterus een tweetal zwellingen gezien. De zwelling onder de ribbenboog beweegt mee met de ademhaling, de zwelling in de mediane lijn daarentegen niet. Beide voelen vast aan.

Vragen
A Wat is de biochemische oorzaak van zijn icterische uiterlijk?
B Welke drie grote oorzakelijke groepen zijn te onderscheiden?
C Wat is hier op grond van het lichamelijk onderzoek de meest waarschijnlijke oorzaak voor het ontstaan van de icterus?
D Met welke onderzoeksmethoden is deze diagnose te bevestigen?
E Is een operatieve behandeling zinvol?
F Welke mogelijkheden zijn er?
G Op welke wijze is eventueel een niet-operatieve behandeling in te stellen?
H Wat is de prognose?

4.7 Man, 72 jaar

Anamnese
Vijfentwintig jaar geleden is bij deze patiënt een partiële maagresectie gedaan, gecombineerd met een stamvagotomie en een Bilroth-II-reconstructie, vanwege een ulcus duodeni. Thans klaagt hij over een vol gevoel in de bovenbuik en moeheid, lusteloosheid en duizeligheidsklachten.

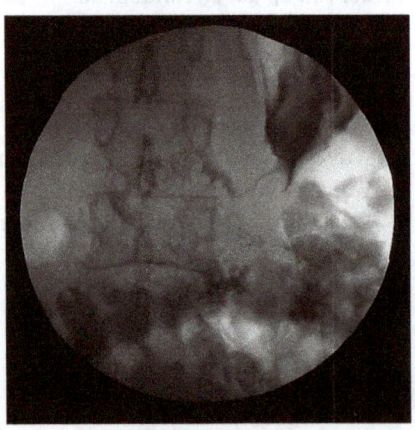

Onderzoek
Een bleke patiënt met drukpijn in het scrobiculum cordis (maagkuiltje), zonder verdere afwijkingen. De huisarts heeft een röntgencontrastfoto van de maag laten maken.

Vragen
A Wat is de diagnose op grond van alleen al de anamnese?
B Wat ziet u op deze foto?
C Welk aanvullend onderzoek zou u nog laten verrichten?
D Moet hier een laparotomie gedaan worden?
E Wat is de pathofysiologie?
F Wat is de prognose?

4.8 Man, 47 jaar

Anamnese
De patiënt heeft regelmatig cystitisklachten met koorts, die behandeld worden met antibioticapreparaten. De laatste tijd heeft hij het gevoel alsof hij luchtbelletjes plast. Acht jaar geleden is hij opgenomen geweest in verband met infiltraat linksonder in de buik, dat aanvankelijk niet reageerde op conservatieve behandeling en waarvoor ten slotte een colostoma op het colon transversum is aangelegd. Na een kritische daling van de temperatuur en het optreden van diarree was het infiltraat verdwenen. Bij een sigmoïdoscopie werd een ontstekingsbeeld gezien. Het pathologisch-anatomisch onderzoek leidde tot de diagnose: ernstige, aspecifieke ontsteking (M. Crohn?). In verband met het verder uitblijven van klachten is een jaar later het colostoma opgeheven. Al tijden heeft hij een wisselende defecatie.

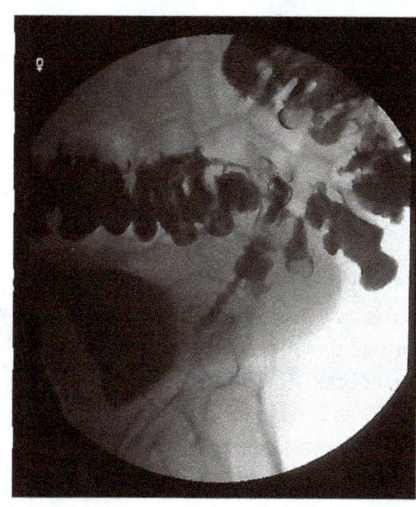

Onderzoek
Temperatuur 38,2 °C. Abdomen: litteken van het colostoma, linksonder in de buik wordt een worstvormige weerstand gevoeld. Rectaal toucher (RT): geen bijzonderheden. Er wordt een coloninloopfoto gemaakt.

Vragen
A Wat valt u op op deze foto?
B Wat zal de diagnose zijn?
C Welk nader onderzoek zou u nog willen laten verrichten?
D Welke behandelingsmogelijkheden zijn er en voor welke zult u kiezen?
E Hoe is de relatie tussen de afwijking en het bestaan van een coloncarcinoom?
F Is deze ziekte progressief?

4.9 Man, 36 jaar

Anamnese
Mijnheer klaagt over buikpijn die sinds een dag in hevigheid is toegenomen.

Onderzoek
Peritoneale prikkelingsverschijnselen rechtsonder in de buik. Bij laparotomie werd de op de foto getoonde afwijking in het ileum gevonden.

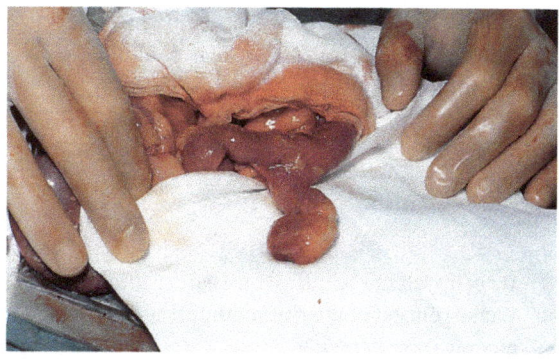

Vragen
A Wat is deze afwijking?
B Hoe vaak komt dit ongeveer voor?
C Wat is dit, embryologisch gezien, en waar wordt het in het algemeen gevonden?
D Welke complicaties kunnen optreden?
E In welk geval is het verstandig deze laesie te verwijderen?

4.10 Vrouw, 80 jaar

Anamnese
Mevrouw heeft plotseling heftige pijn in de buik, is misselijk en moet braken. Vijf jaar geleden heeft zij een laparotomie voor een gynaecologische ingreep ondergaan.

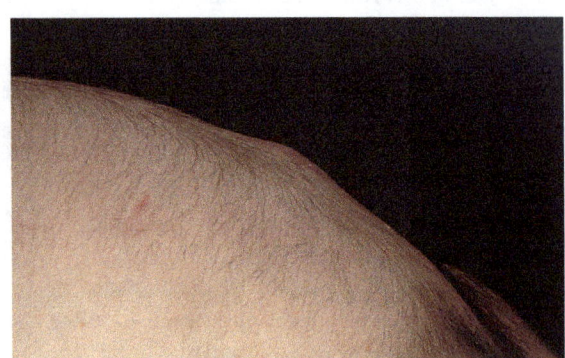

Onderzoek
Een opgezette buik bij een uitgedroogde patiënte.

Vragen
A Wat is de klinische diagnose?
B Welk nader onderzoek zou men nog verrichten om deze diagnose te bevestigen?
C Noem drie veelvoorkomende oorzaken van deze acute situatie bij oudere mensen.
D Welke (preoperatieve) behandeling zou bij deze patiënt ingesteld kunnen worden?

4.11 Vrouw, 45 jaar

Anamnese
Mevrouw is bekend met terminale nierinsufficiëntie in verband met vasculitis, waarvoor CAPD. De patiënte heeft al enkele dagen pijn in de buik die, gezien de uitslagen van het laboratoriumonderzoek, niet lijkt te berusten op een dialyseperitonitis. Onderzoek laat een licht opgezette buik zien die diffuus, maar vooral midden in de bovenbuik, lichte drukpijnlijkheid vertoont.

Onderzoek
Zie röntgenfoto.

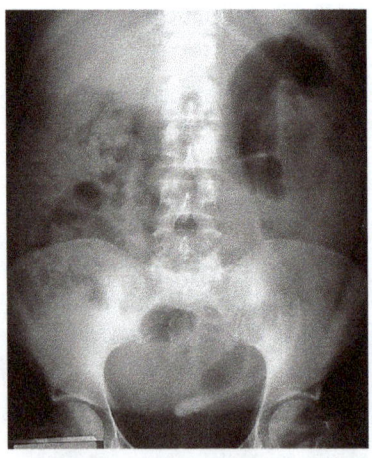

Vragen
A Welk opvallend teken ziet u op deze foto?
B Welke röntgenologische veranderingen zijn bij de ziekte waaraan deze patiënt lijdt nog meer waar te nemen?

4.12 Man, 74 jaar

Anamnese
Mijnheer heeft sinds een dag een zeer pijnlijke zwelling in de buik, ontstaan na een hoestaanval. Hij was hierbij misselijk, maar heeft niet gebraakt. De pijn straalde niet uit. De patiënt heeft een pacemaker en als medicatie chloortalidon, enalapril, digoxine en acenocoumarol.

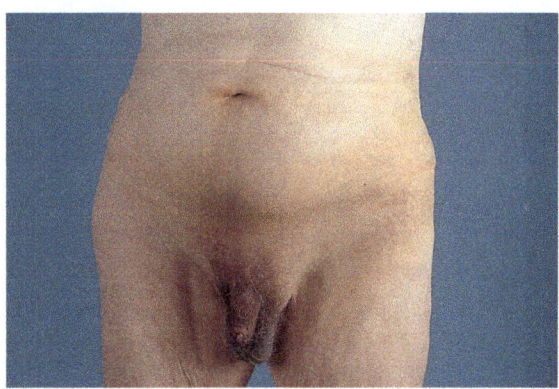

Onderzoek
In de onderbuik links is een spoelvormige, vaste, zeer pijnlijke zwelling te constateren.

Vragen
A Wat valt u aan de buik van deze man op?
B Wat is de meest waarschijnlijke diagnose?
C Welk nader onderzoek zou u nog (laten) verrichten?
D Waaruit bestaat de behandeling?

4.13 Man, 81 jaar

Anamnese
De patiënt zoekt hulp omdat het urineren steeds meer problemen geeft. Hij heeft al meer dan twintig jaar een zwelling in de liezen. Nu zijn deze zo groot geworden dat de penis vrijwel verdwenen is, waardoor de mictieklachten zijn ontstaan.

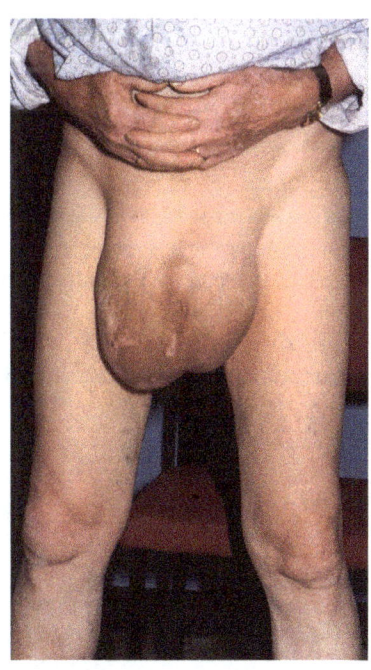

Onderzoek
De zwellingen zijn niet te reponeren, ook na enige tijd liggen niet.

Vragen
A Wat is de diagnose?
B Wat is de differentiële diagnose? Hoe is de diagnose te bevestigen?
C Welke behandeling zou u aanbevelen?
D Welke problemen zullen er ontstaan bij een eventuele operatie?

5 Anus, regio perinealis

5.1 Man, 22 jaar

Anamnese
Deze jongeman heeft al enige tijd klachten over een fistel bij de bilnaad. Hieruit ontlast zich af en toe pus, waarna het plekje weer enige tijd droog is.

Onderzoek
In de mediaanlijn zijn kleine gaatjes te zien. Rechts naast de bilspleet is een droge korst.

Vragen
A Wat is deze afwijking?
B Welke kenmerken doen vermoeden dat het hier om een verworven aandoening gaat?
C Op welke plaatsen komt de afwijking ook nog voor?
D Wat zijn de voornaamste complicaties?
E Welke mogelijkheden voor behandeling zijn er?

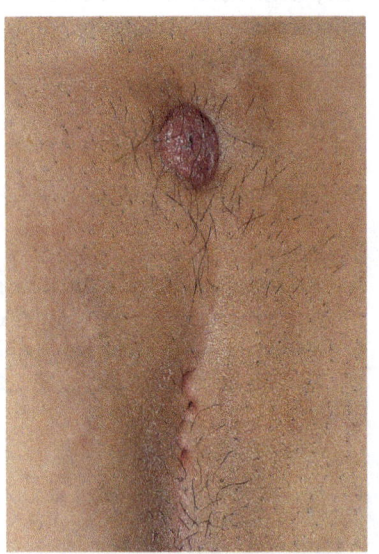

5.2 Vrouw, 54 jaar

Anamnese
Mevrouw heeft het gevoel dat er regelmatig tijdens en na de defecatie iets uit de anus naar buiten komt zetten. Zij moet dat dan manueel reponeren.

Onderzoek
Uit de anus hangt een rode tuit, kennelijk darm.

Vragen
A Wat is dit?
B Welke factoren predisponeren voor deze afwijking?
C Zijn er, behalve het ongemak, nog andere symptomen?
D Zijn er basale pathofysiologische en anatomische afwijkingen die bij deze toestand passen?
E Indien patiënt in goede conditie is, welke methoden voor behandeling zijn er dan?

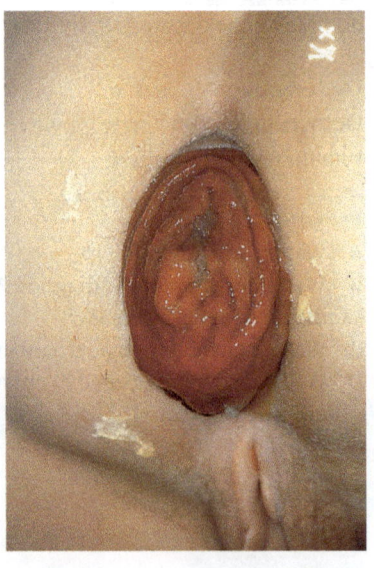

5.3 Man, 40 jaar

Anamnese
Mijnheer is al geruime tijd bekend met hemorroïden. Hij heeft nu rood bloedverlies per anum, waarbij bloed om de feces zit. Er hangt iets uit de anus dat hij niet meer kan terugduwen. Het is zeer pijnlijk.

Onderzoek
Zie foto. RT: Behalve de reeds gevonden afwijking geen andere bevindingen.

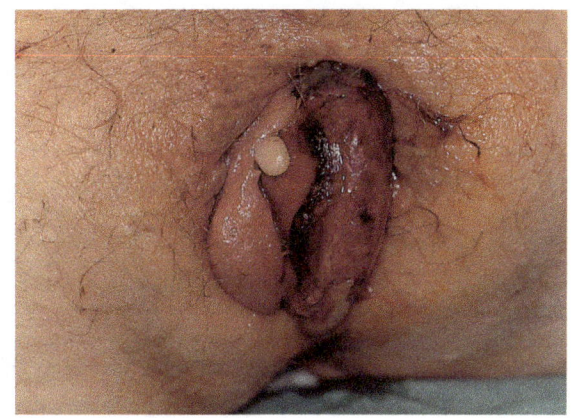

Vragen
A Wat is de diagnose waarschijnlijk?
B Welke venen zijn hier geïnvolveerd en waarop draineren zij?
C Wat zijn de meest waarschijnlijke symptomen?
D Waaraan moet u altijd denken en hoe kunt u dit uitsluiten?
E Welke behandeling moet ingesteld worden en wat zijn de eventuele complicaties?

5.4 Man, 33 jaar

Anamnese
Sinds enkele maanden heeft mijnheer pijn bij de defecatie. De pijn houdt soms wel een uur na de defecatie aan. Af en toe is er een druppeltje bloed bij de ontlasting.

Onderzoek
Bij inspectie en uitspreiden van de billen wordt in de rand van de anus in de voorste commissuur een klein defect gezien.

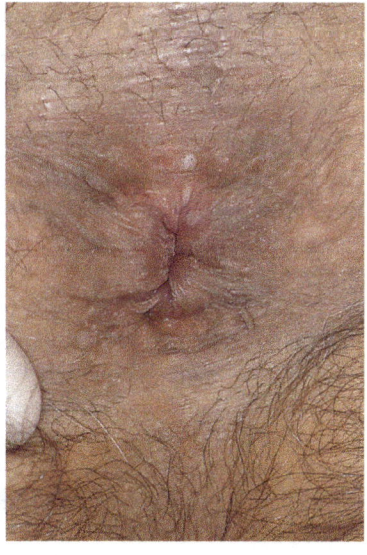

Vragen
A Wat is deze laesie? Bij wie komt deze voor?
B Wat zijn de klassieke symptomen van deze afwijking?
C Wat is de betekenis van de sentinel die hier te zien is?
D Is het bij deze patiënt mogelijk om goed een rectaal toucher te doen bij poliklinisch onderzoek?
E Welke onderliggende pathologie zou u vermoeden wanneer er multipele van deze afwijkingen werden gezien?
F Waaruit bestaat de behandeling?

5.5 Man, 34 jaar

Anamnese
Sinds enige dagen heeft de patiënt een heftig pijnlijke zwelling bij de anus, die hem het slapen belet.

Onderzoek
Een rode zwelling naast de anus, die duidelijk fluctueert. Patiënt heeft een temperatuur van 39 °C.

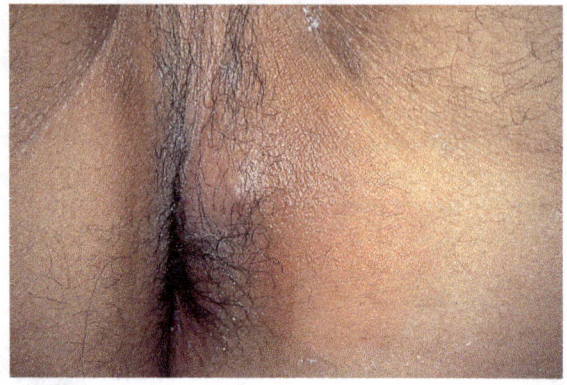

Vragen
A Wat is dit?
B Wat is de definitie van deze afwijking?
C Wat zijn de vier klassieke verschijnselen hiervan?
D Waar gaat deze afwijking van uit?
E Hoe moet dit worden behandeld? Is de toediening van antibiotica hier op zijn plaats?
F Welke complicatie kan deze afwijking tot gevolg hebben?

5.6 Man, 55 jaar

Anamnese
Sinds enige tijd heeft de patiënt een zweer bij de anus, die veel pijn veroorzaakt. Naar zijn zeggen bestaat deze afwijking pas enige weken.

Onderzoek
Een oppervlakkige laesie met een opgeworpen rand, uitgaande van de anus. De laesie voelt vast aan.

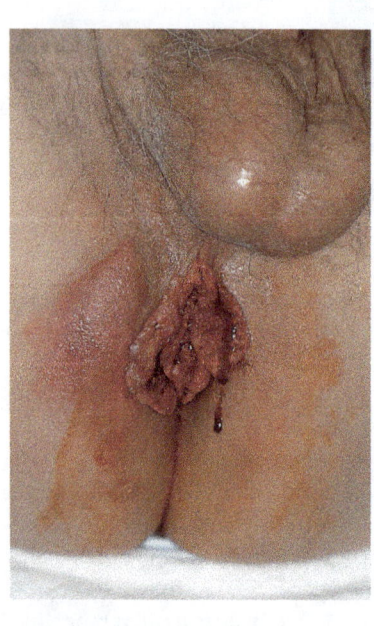

Vragen
A Wat is het histologische type van de epitheliale afwijking die zich op deze plaats ontwikkeld heeft? Komt dit regelmatig voor?
B Hoe is de klinische diagnose te bevestigen?
C Indien hier sprake is van een maligniteit, wat zijn dan de regionale lymfeklierstations?
D Welke andere maligniteiten presenteren zich aan de rand van de anus?
E Deze laesie is pijnlijk, terwijl een vergelijkbaar carcinoom van het rectum niet pijnlijk is. Hoe kunt u dit verschil verklaren?
F Waaruit bestaat de behandeling?

5.7 Man, 34 jaar

Anamnese
Mijnheer klaagt over van tijd tot tijd optredende pijn bij de anus, waarna zich wat bloed en vocht ontlast. Het probleem is dan enige dagen weg, maar dient zich na korte tijd opnieuw aan.

Onderzoek
Kleine opening naast de anus, die verbinding lijkt te hebben met het anale kanaal.

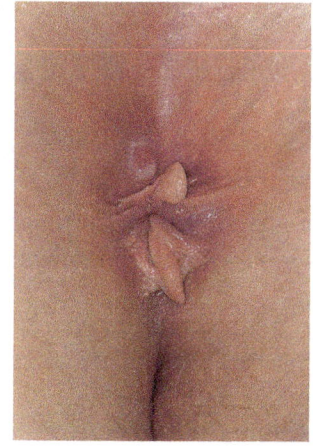
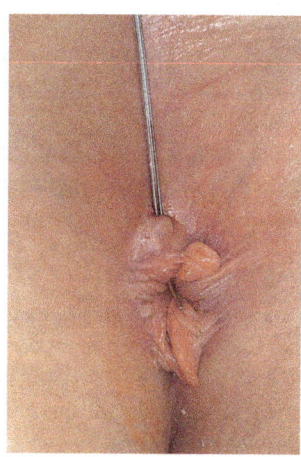

Vragen
A Wat is deze afwijking, hoe zou u dit definiëren?
B Van waaruit ontstaat deze afwijking?
C Hoe zou u de afwijking classificeren?
D Welke regel geldt voor de inwendige opening?
E Hoe zou u dit behandelen?

5.8 Man, 29 jaar

Anamnese
De patiënt klaagt over een geïrriteerde huid van de anus, gepaard gaande met jeuk en afscheiding. Hij heeft het gevoel dat er wratjes zitten.

Onderzoek
Er zitten inderdaad bleekwitte vormsels rondom de anus, die het aspect van wratjes hebben.

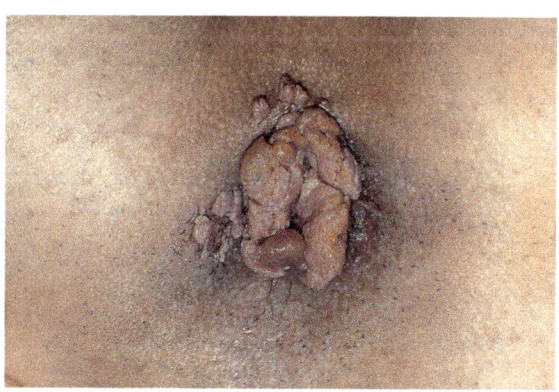

Vragen
A Wat is de diagnose?
B Waar gaan deze wratten van uit?
C Hoe worden ze veroorzaakt?
D Wat is de behandeling?

5.9 Vrouw, 34 jaar

Anamnese
Sinds enige tijd heeft mevrouw last van een herhaaldelijk optredende, pijnlijke zwelling tussen de benen, die wat bloed afgeeft. De zwelling verdwijnt weer, maar komt na enige dagen terug.

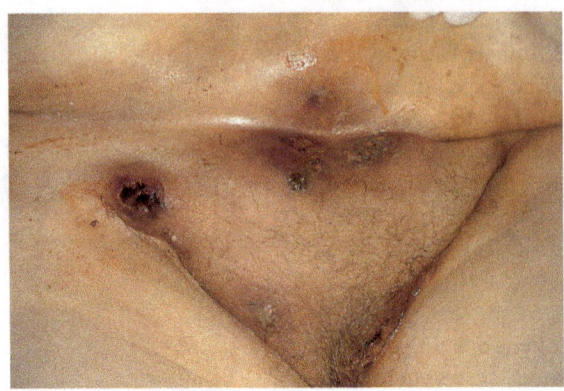

Onderzoek
In het perineum wordt een kleine zwelling gevonden die rood is, met een kleine uitvoergang waaruit bij drukken wat slijmig bloed tevoorschijn komt.

Vragen
A Wat is de diagnose?
B Waar gaat deze ontsteking van uit?
C Wat is de oorzaak?
D Welke mensen betreft het in het algemeen?
E Wat is de behandeling?

6 Extremiteiten

6.1 Vrouw, 23 jaar

Anamnese
Mevrouw heeft al enige tijd last van een pijnlijke nagel van de grote teen, ontstaan na een hockeywedstrijd. Er zit een ontstoken plekje bij.

Onderzoek
Gezwollen nagelwal met granulaties.

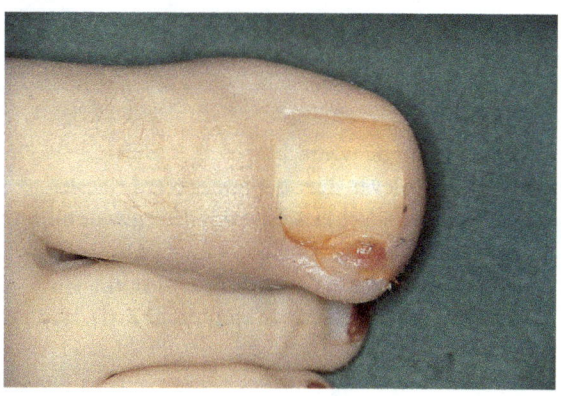

Vragen
A Wat is de diagnose?
B Hoe is deze afwijking naar alle waarschijnlijkheid ontstaan?
C Hoe is deze afwijking te classificeren?
D Wat is de therapie?

6.2 Vrouw, 33 jaar

Anamnese
De patiënte klaagt al geruime tijd over een omloop rond de nagel van de derde vinger. Het gaat niet echt over en nog steeds komt er bij druk een druppeltje pus tevoorschijn.

Onderzoek
Gezwollen, rozerode nagelwal.

Vragen
A Wat is de diagnose?
B Waardoor wordt het chronische karakter van deze afwijking bepaald?
C Bij wie komt deze afwijking voor?
D Hoe is deze afwijking te classificeren?
E Waaruit bestaat de behandeling?
F Wat doet u indien ondanks adequate chirurgische behandeling de ontsteking niet verdwijnt?

6.3 Man, 54 jaar

Anamnese
De patiënt heeft enige tijd geleden een trauma aan de vinger gehad. Er blijft een verkleuring onder de nagel zichtbaar.

Onderzoek
Er is een niet geheel scherp begrensde, donkere verkleuring onder de nagel zichtbaar.

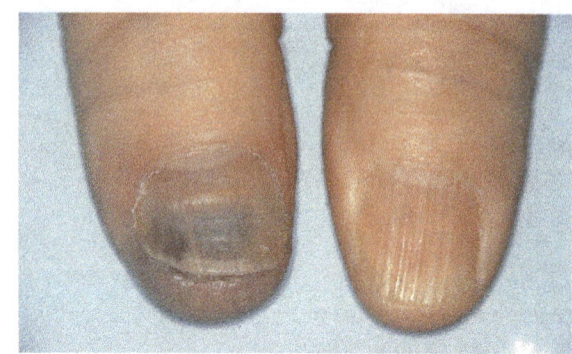

Vragen
A Wat is de meest waarschijnlijke oorzaak van deze gepigmenteerde laesie?
B Met welke andere laesies wordt deze gewoonlijk verward?
C Wat is het natuurlijk beloop van deze laesie?
D Van welke factoren hangt de prognose af?
E Is het nodig deze laesie te biopteren? Zo ja, hoe zou u dat doen?

6.4 Man, 64 jaar

Anamnese
De patiënt heeft de laatste tijd in toenemende mate last van de vierde en vijfde straal van de rechterhand. Hij blijft regelmatig pijn voelen in de handpalm als hij iemand een hand geeft of een hamer vastpakt. Dit ervaart hij als hinderlijk.

Onderzoek
Vast gebied met huidintrekkingen van de vierde en vijfde straal, min of meer over het MP-gewricht.

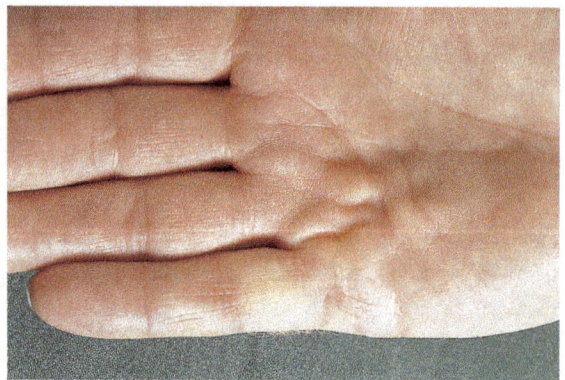

Vragen
A Hoe luidt de diagnose?
B Wat is de onderliggende pathologie?
C Wat zijn de oorzaken van deze pathologie?
D Beschrijf de fysische bevindingen die met deze afwijking gepaard gaan.
E Op welke andere plaatsen zijn vergelijkbare afwijkingen te vinden?
F Hoe is deze afwijking te behandelen?

6.5 Vrouw, 59 jaar

Anamnese
Mevrouw klaagt over pijn bij het buigen en strekken van de derde vinger. Ze kan deze niet actief strekken.

Onderzoek
Met een knappende sensatie en lokale pijnlijkheid lukt het om de vinger te strekken. Actief buigen is wel mogelijk.

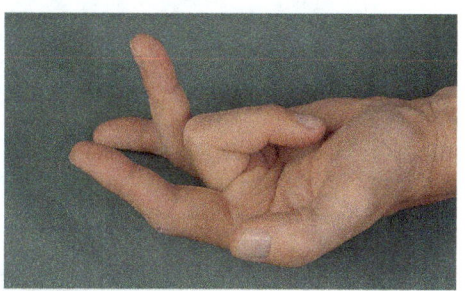
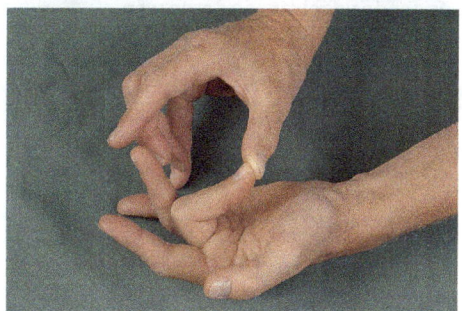

Vragen
A Hoe luidt de diagnose?
B Bij welke patiënten komt deze afwijking het meest voor?
C Wat is het pathologisch-anatomisch substraat?
D Hoe is deze afwijking in te delen?
E Wat is de behandeling van keuze?

6.6 Vrouw, 23 jaar

Anamnese
De patiënte heeft een zwelling op de rug van de pols, die in het afgelopen jaar geleidelijk groter is geworden, maar soms ook wel minder is.

Onderzoek
Ronde, vaste zwelling op het dorsum van de pols.

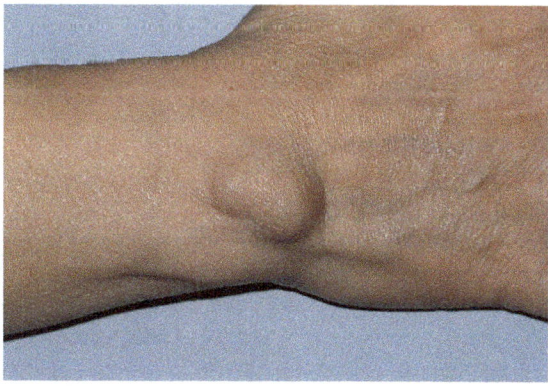

Vragen
A Wat is de diagnose?
B Waar worden deze afwijkingen in het algemeen ook nog gevonden?
C Wat zijn de theorieën over hun ontstaan?
D Welk materiaal bevatten ze?
E Wat is de prognose wanneer een chirurgische excisie wordt gedaan?

6.7 Vrouw, 21 jaar

Anamnese
De patiënte klaagt over 'een hard ding aan de derde teen' dat pijn veroorzaakt bij het dragen van dichte schoenen. De klacht is ondanks behandeling van de pedicure niet verdwenen.

Onderzoek
Onder de nagel van de derde teen bevindt zich een vast tot hard aanvoelende zwelling met daaroverheen eeltachtige huid.

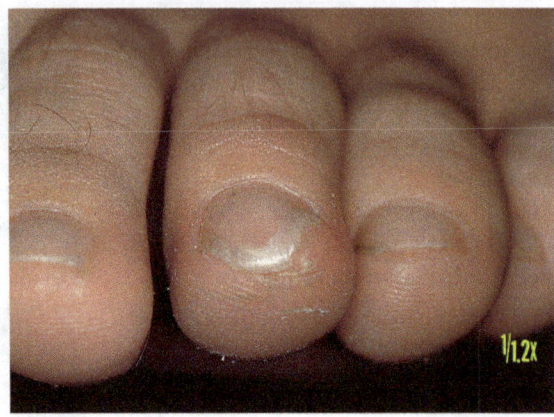

Vragen
A Wat is de waarschijnlijke diagnose?
B Welk onderzoek kunt u ter bevestiging verrichten?
C Welke therapie is hier op zijn plaats?

6.8 Vrouw, 23 jaar

Anamnese
Mevrouw klaagt over een pijnlijke knobbel onder de bal van haar voet.

Onderzoek
Onder de bal van de voet bevinden zich een paar eeltplekken; ook elders op de voetzool zijn deze aanwezig.

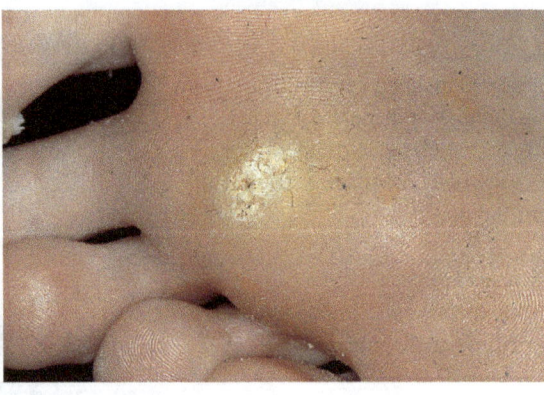

Vragen
A Wat is de diagnose?
B Waardoor wordt deze afwijking veroorzaakt?
C Waaruit bestaat de behandeling?

6.9 Vrouw, 60 jaar

Anamnese
De patiënte heeft in toenemende mate last van lopen. Ze klaagt over knobbels onder de bal van de voet. Deze worden door de pedicure behandeld, maar met onvoldoende resultaat.

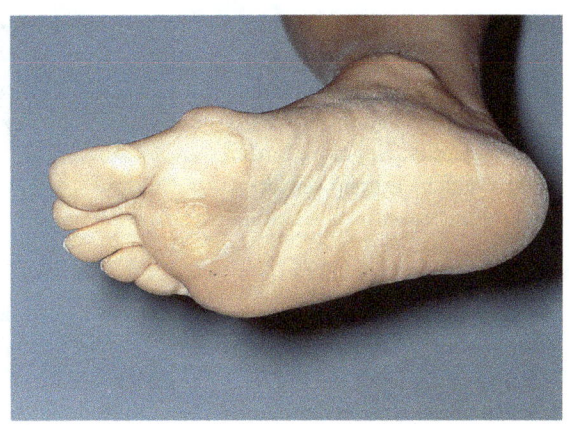

Onderzoek
Onder de bal van de voet bevinden zich twee gebieden waar het eelt kennelijk door de pedicure is afgeschaafd.

Vragen
A Wat is de diagnose?
B Waarvan moet u deze afwijking onderscheiden?
C Dient nog nader onderzoek plaats te vinden?
D Waaruit bestaat de behandeling?

6.10 Man, 63 jaar

Anamnese
Mijnheer klaagt al geruime tijd over pijnlijke eksterogen, met name aan de tweede teen van de rechtervoet.

Onderzoek
Er bestaan twee clavi van de tweede teen over het proximale interfalangeale (PIP) gewricht en even distaal van het distale interfalangeale (DIP) gewricht.

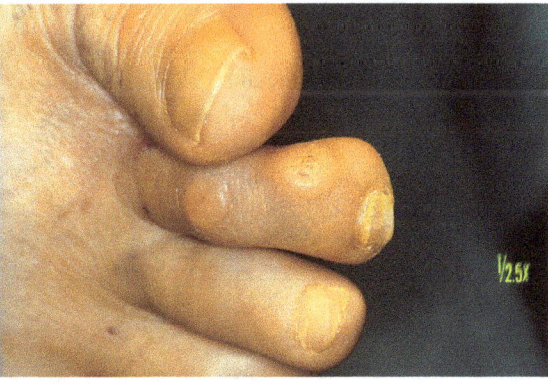

Vragen
A Wat is de diagnose?
B Wat valt u op aan deze voeten?
C Wat is de behandeling?

6.11 Man, 26 jaar

Anamnese
De patiënt is gevallen met de bromfiets en heeft daarbij zijn vinger gestoten. Sindsdien kan hij de getroffen vinger niet meer goed strekken. Buigen veroorzaakt pijn.

Onderzoek
De vinger staat in hyperextensie in het metacarpofalangeale (MCP) gewricht, flexiestand in het PIP-gewricht en hyperextensiestand in het DIP-gewricht.

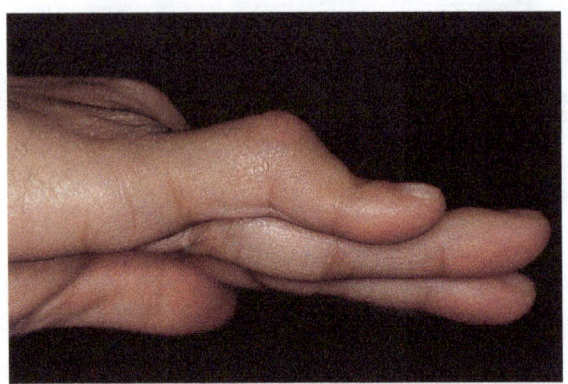

Vragen
A Hoe heet deze stand van de vinger?
B Wat is hiervan de oorzaak?
C Hoe moet u dit behandelen?
D Hoe is de prognose?

6.12 Vrouw, 63 jaar

Anamnese
Mevrouw klaagt al geruime tijd over het uitgroeien van de nagel van de grote teen.
Deze is moeilijk te knippen en heeft de neiging in een krul te groeien.

Onderzoek
Een vreemd gevormde nagel van de grote teen, die de neiging heeft om sterk uit te groeien in een bochtige vorm.

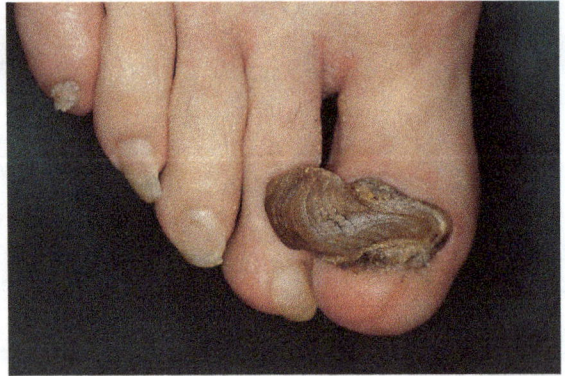

Vragen
A Wat is de diagnose?
B Wat is de oorzaak van deze afwijking?
C Wat is de behandeling?

6.13 Vrouw, 46 jaar

Anamnese
Bij het opmaken van het bed tikte mevrouw met de vinger tegen de bedrand, waarna zij een lichte pijnsensatie voelde. Aanvankelijk was de vinger alleen wat dik, maar na twee dagen bleek dat zij het eindkootje niet meer goed kon strekken.

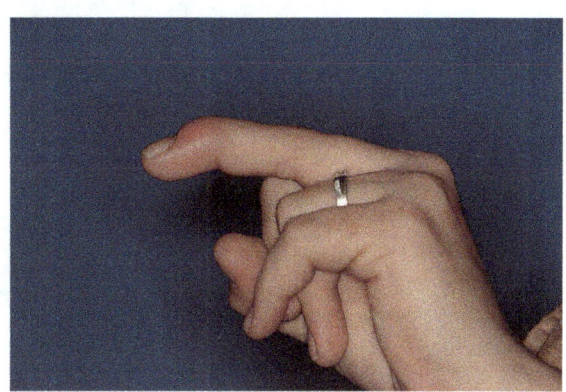

Onderzoek
Een vinger met de eindfalanx in lichte flexiestand. Er bestaat drukpijn over het DIP-gewricht.

Vragen
A Wat is de diagnose?
B Wat is de oorzaak?
C Bestaat er een indicatie voor het maken van een röntgenfoto?
D Hoe zou u dit behandelen?

6.14 Man, 18 jaar

Anamnese
De patiënt heeft een zeer pijnlijke vingertop nadat hij zich met een hamer op de nagel heeft geslagen.

Onderzoek
Blauwe verkleuring onder de nagel.

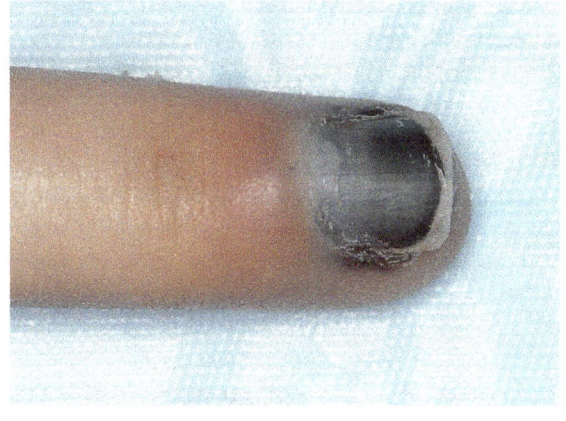

Vragen
A Wat is de diagnose?
B Waaruit bestaat de behandeling?

6.15 Man, 46 jaar

Anamnese
De patiënt klaagt over pijnlijke knobbels in de voetzool, die hem vooral bij het hardlopen veel last bezorgen.

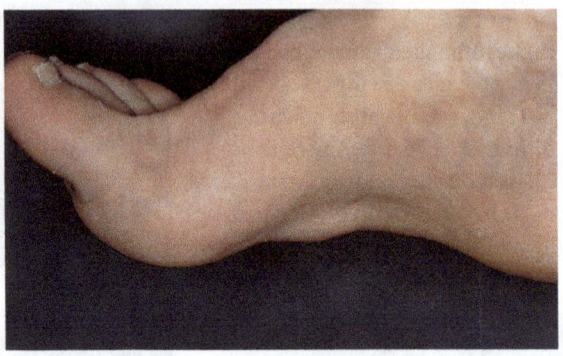

Onderzoek
Onder de huid van de voetzool zijn enkele vast aanvoelende, drukpijnlijke zwellingen te palperen.

Vragen
A Waarin bevinden deze zwellingen zich naar alle waarschijnlijkheid?
B Wat is de diagnose?
C Op welke andere plaatsen is een dergelijke afwijking te vinden?
D Wat zal de behandeling dienen te zijn?

6.16 Man, 32 jaar

Anamnese
Deze patiënt, timmerman van beroep, heeft een dag geleden zijn wijsvinger bezeerd aan een spijker. Nu klaagt hij over heftig kloppende pijn in de wijsvinger.

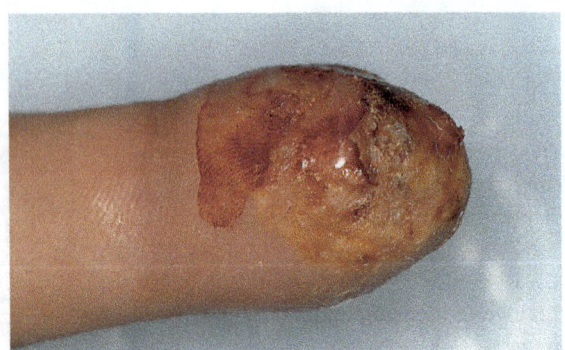

Onderzoek
Gezwollen en bij aanraking heftig pijnlijke vingertop.

Vragen
A Wat is de meest waarschijnlijke diagnose?
B Hoe is deze diagnose te bevestigen?
C Wat maakt dit letsel zo problematisch?
D Op welke plaats aan de vinger kan het optreden van een dergelijke afwijking een bedreiging voor de vitaliteit betekenen?
E Wat dient hier de behandeling te zijn?
F Waarop moet u bij de behandeling letten?

6.17 Vrouw, 42 jaar

Anamnese
Mevrouw heeft zich vier dagen geleden met een schroevendraaier in de duimmuis geprikt.

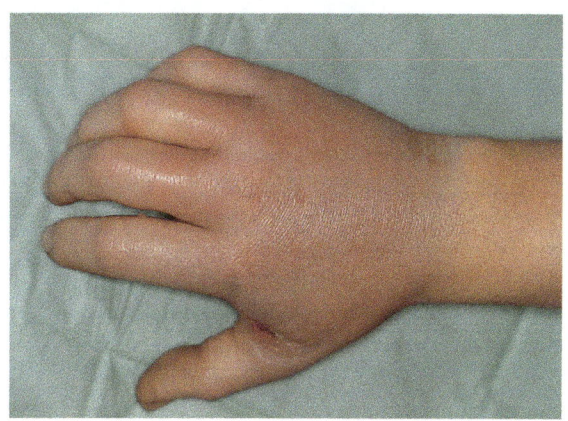

Onderzoek
Een gezwollen, pijnlijke hand. De patiënte kan de vingers niet bewegen. Passieve beweging van de duim, wijs- of middelvinger wordt vanwege de pijn afgeweerd. De patiënte heeft een temperatuur van 39 °C.

Vragen
A Wat is de diagnose?
B Hoe komt het dat vooral de handrug zo dik is?
C Waar gaat dit proces van uit?
D Waarom lijkt de gehele hand zo dik te zijn?
E Waaruit bestaat de behandeling?

7 Endocriene afwijkingen

7.1 Man, 27 jaar

Anamnese
Mijnheer heeft zich bij de huisarts gemeld omdat hij zich de laatste tijd zo snel vermoeid en ook gedeprimeerd voelde. Bovendien had hij opgemerkt dat hij zo'n dik gezicht kreeg. Ook waren hem lelijke plekken op de buik opgevallen.

Onderzoek
Een vollemaansgezicht. Op de buik zijn rode, streepvormige plekken aanwezig.

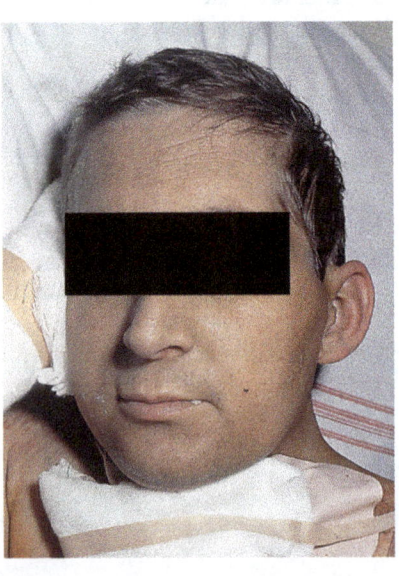

Vragen
A Om welke afwijking gaat het hier?
B Wat is de oorzaak hiervan?
C Wat zijn de lelijke plekken die de patiënt beschrijft?
D Met welke andere uiterlijke kenmerken gaat deze afwijking gepaard?
E Welke botveranderingen kunnen bij deze ziekte optreden?
F Wat zal het laboratoriumonderzoek van de urine opleveren om de klinische diagnose te bevestigen?
G Waaruit bestaat de behandeling?

7.2 Vrouw, 68 jaar

Anamnese
Mevrouw heeft al lange tijd een fors struma, dat de laatste tijd in omvang is toegenomen en wat vastere plekken vertoont.

Onderzoek
Zeer grote zwelling in de hals, met daarin vastere partijen.

Vragen
A Wat is naar alle waarschijnlijkheid de oorzaak van deze vaste, irreguliere massa in de hals?
B Hoe is de diagnose te bevestigen?
C Hoe zijn deze zwellingen in te delen en wat is de incidentie?
D Waaruit bestaat de behandeling?
E Wat is de prognose?

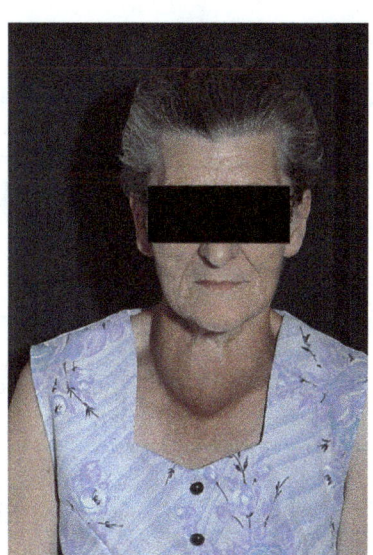

7.3 Vrouw, 62 jaar

Anamnese
Mevrouw klaagt al geruime tijd over snelle vermoeidheid, algemene slapte en depressie. Tevens klaagt zij over excessieve dorst en frequent urineren. Haar voornaamste klacht betreft echter pijn in de gewrichten van de vingers. De huisarts liet een foto van de handen maken met de vraag of hier sprake zou kunnen zijn van een reumatoïde artritis.

Onderzoek
Geen afwijkingen te vinden (zie foto).

Vragen
A Waaraan lijdt deze patiënte?
B Hoe vaak komt dat voor en bij wie het meest?
C Welk hulponderzoek zou u laten doen om uw diagnose te bevestigen?
D Van welk syndroom kan deze ziekte een onderdeel zijn?
E Met welke ernstige andere afwijkingen kan deze ziekte gepaard gaan?
F Wat is de behandeling van keuze?

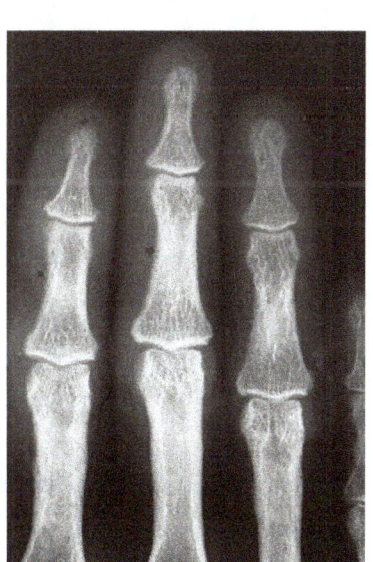

7.4 Vrouw, 64 jaar

Anamnese
Al vele jaren heeft deze vrouw een zwelling in de hals. Deze begint haar nu te irriteren, hoewel ze er niet echt klachten van heeft. Maar nu wil ze er vanaf, mede op instigatie van haar dochters.

Onderzoek
Forse zwelling in de hals.

Vragen
A Wat is de diagnose?
B Hoe is die bij het lichamelijk onderzoek te bevestigen?
C Wat zijn de oorzaken?
D Welke complicaties kunnen zich voordoen?
E Welke onderzoeken zou u verder nog verrichten?
F Hoe zijn zwellingen van de schildklier in te delen?
G Wat is de behandeling?

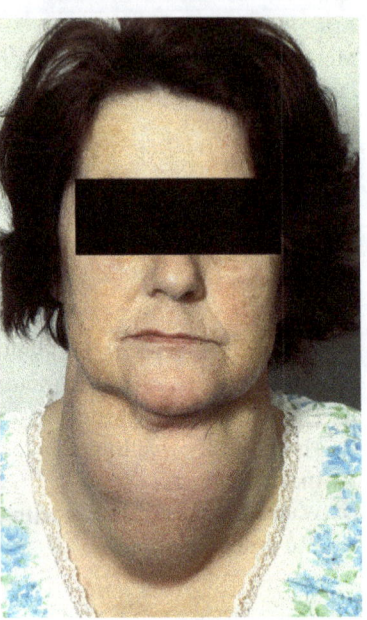

8 Vaatchirurgie

8.1 Vrouw, 30 jaar

Anamnese
Mevrouw heeft al enige tijd een dik rechterbeen, ontstaan na een langdurige autorit. Het been is 's morgens wel iets dunner, maar niet erg veel.

Onderzoek
Onderzoek toont een pasteuze verdikking van huid en subcutis aan.

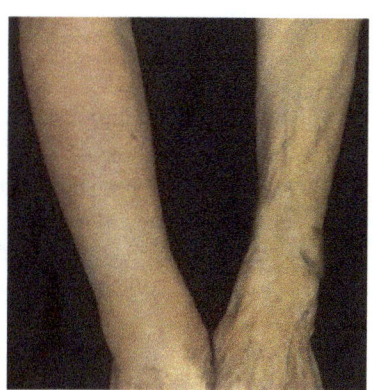

Vragen
A Wat is er mis met het rechterbeen van deze patiënt?
B Hoe zou u deze afwijking classificeren?
C Welk advies zou u de patiënt geven?
D Welke behandelingsmogelijkheden zijn er?

8.2 Man, 53 jaar

Anamnese
Zes maanden geleden werd mijnheer behandeld voor een ulcus aan de mediale zijde van het onderbeen. Het was hem opgevallen dat hij de laatste tijd een enigszins zwaar gevoel in de lies kreeg. Hij nam een weke zwelling waar, hetgeen hem verontrustte.

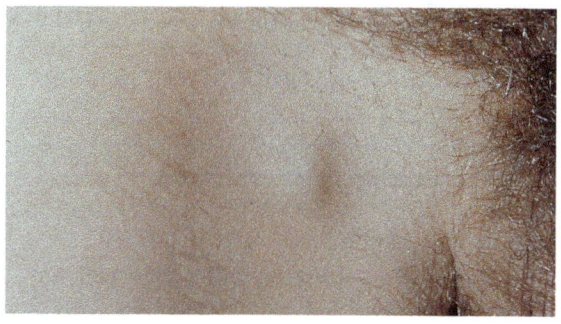

Onderzoek
Er bestaat in de rechterlies inderdaad een weke zwelling, die bij loslaten de vinger lijkt te volgen.

Vragen
A Wat is deze zwelling?
B Wat heeft deze zwelling gemeen met een hernia femoralis?
C Hoe zijn deze twee van elkaar te differentiëren?
D Wat is de basale oorzaak van de laesie?
E Waaruit bestaat de behandeling?

8.3 Vrouw, 54 jaar

Anamnese
Mevrouw klaagt al geruime tijd over pijn in de knieholte, die toeneemt bij lopen.

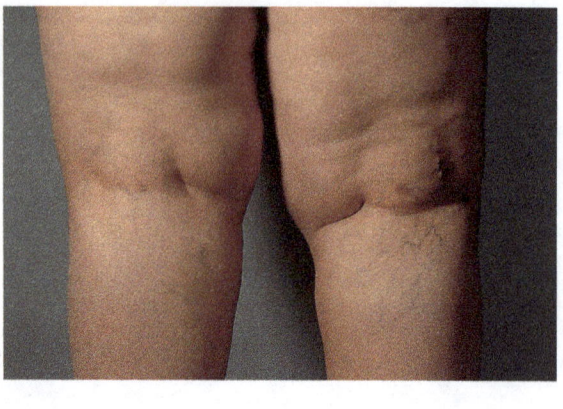

Onderzoek
Adipositas met zware benen en in de rechterknieholte reticulaire varices.

Vragen
A Wat is de vermoedelijke oorzaak van haar klachten?
B Welk onderzoek kunt u naast die van varices nog verrichten?
C Is de diagnose te objectiveren?
D Wat zal het advies aan deze patiënte zijn en waaruit zal de behandeling dan dus bestaan?

8.4 Vrouw, 59 jaar

Anamnese
Mevrouw heeft al varices sinds de eerste zwangerschap, 35 jaar geleden. Aanvankelijk bevonden die zich alleen boven de buitenkant van de enkel, maar geleidelijk zijn de varices toegenomen (richting knie). Vroeger had mevrouw nooit klachten, maar de laatste tijd heeft ze last van een vermoeid gevoel in het been.

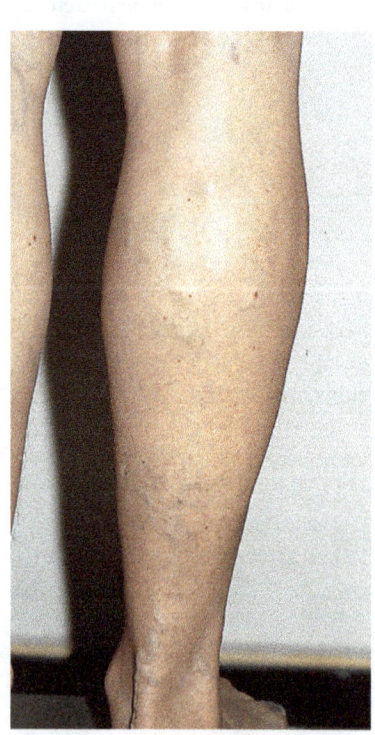

Onderzoek
Varices aan de achterzijde van het been.

Vragen
A Wat is in dit geval waarschijnlijk de oorzaak van deze varices?
B Hoe kunt u dit nog verder onderzoeken?
C Welke behandeling is hier de beste?
D Welk probleem is bij deze behandeling te verwachten?

8.5 Man, 17 jaar

Anamnese
De patiënt heeft al sinds zijn vroege jeugd een afwijking aan het rechterbeen. Het is opgevallen dat het been langer is geworden. Na zijn dagelijkse marathontraining krijgt hij in toenemende mate last van een ernstig vermoeid gevoel, dat vooral pas optreedt ná het hardlopen.

Onderzoek
De vena saphena magna lijkt verwijd en insufficiënt. Er zijn bovendien tekenen van forse varicosis.

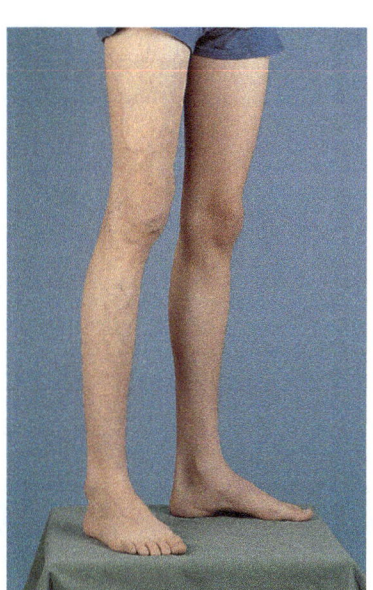

Vragen
A Wat valt verder nog op aan dit been?
B Hoe heet deze afwijking? Hoe is de klacht te verklaren?
C Wat is het pathologisch substraat?
D Welk nader onderzoek zou u verrichten?
E Wat is de prognose?
F Wat dient de behandeling te zijn?

8.6 Man, 60 jaar

Anamnese
Mijnheer heeft al sinds lang varicosis en heeft om dat te verhelpen twintig jaar geleden een operatie ondergaan. Thans bestaat er een recidief.

Onderzoek
Er bestaat een uitgebreid recidief in het gebied van de vena saphena magna. Ook is er een uitgebreide corona phlebectatica paraplantaris waar te nemen.

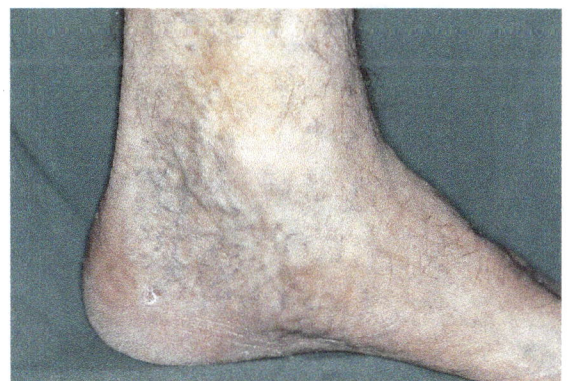

Vragen
A Waarop wijst het laatstgenoemde teken?
B Waaruit zal de behandeling bestaan?
C Hoe is de prognose voor de patiënt?

8.7 Vrouw, 38 jaar

Anamnese
Mevrouw heeft oppervlakkige varices, die zij erg ontsierend vindt. Zij heeft er niet echt klachten van.

Onderzoek
Oppervlakkige varices aan het bovenbeen.

Vragen
A Hoe heet dit type varices?
B Wat is de behandeling van voorkeur?
C Is behandeling noodzakelijk?

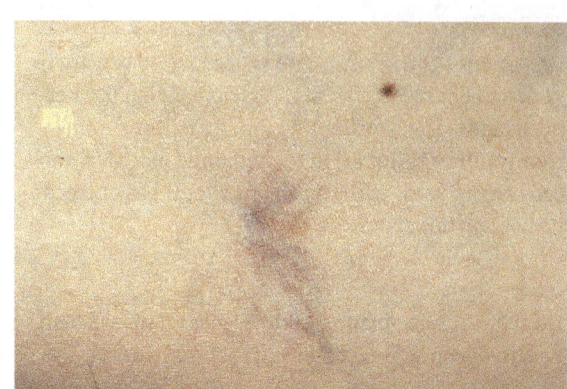

8.8 Vrouw, 31 jaar

Anamnese
Mevrouw is in de vierde maand van de zwangerschap van haar derde kind en klaagt over een zwelling bij de vulva.

Onderzoek
Er bestaan duidelijke vulvaire varices.

Vragen
A Wat kan de oorzaak van deze varices zijn?
B Is een behandeling noodzakelijk?
C Waaruit zou die behandeling dan bestaan?

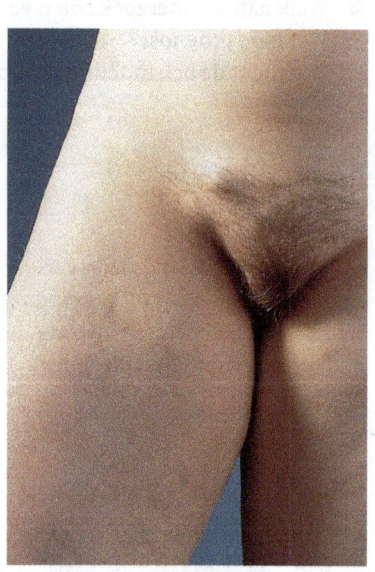

8.9 Man, 37 jaar

Anamnese
Mijnheer is restauranthouder van beroep. Hij heeft al jaren last van spataderen aan het onderbeen. Sinds kort heeft hij een pijnlijke rode plek opgemerkt die hem veel last geeft tijdens zijn werk.

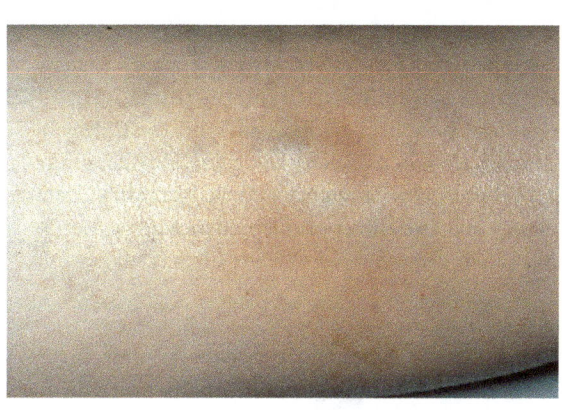

Onderzoek
Er is een rood geïndureerd gebied met centrale verweking te zien.

Vragen
A Wat is hier aan de hand?
B Hoe ontstaat dat?
C Waaruit zal de behandeling bestaan op korte termijn?
D Waaruit bestaat de behandeling op langere termijn?
E Welke risicofactoren treden hierbij op?
F Is er hier reden om aan te nemen dat er sprake is van een paraneoplastisch verschijnsel?

8.10 Vrouw, 27 jaar

Anamnese
Mevrouw heeft na een zakenreis naar Japan een dik linkerbeen gekregen. Zij heeft dat wel eens eerder gehad, maar dan trad de verdikking op aan beide benen. Bovendien slonken de enkels weer spoedig na de reis. Ditmaal is het linkerbeen dik gebleven. Er is geen geschiedenis van een trombose.

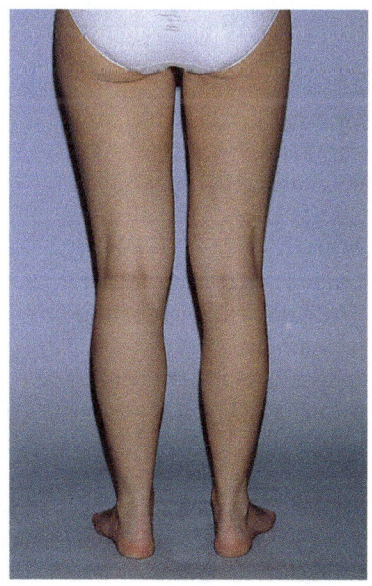

Onderzoek
Uiterlijk normale benen zonder enig teken van varicosis. Het linkerbeen is echter duidelijk dikker dan het rechterbeen. Er is heel gemakkelijk een putje in te drukken.

Vragen
A Wat is de vermoedelijke oorzaak van deze zwelling?
B Hoe kunt u daarachter komen?
C Welke behandelingsmogelijkheden zijn er?

8.11 Man, 45 jaar

Anamnese
Deze man is in een ver verleden geopereerd wegens ernstige varicosis links. Hij zou een trombose in datzelfde been hebben doorgemaakt. Ten tijde van de operatie waren op een pre-operatieve flebografie echter geen afwijkingen te zien. Vrijwel aansluitend aan de operatie zijn er problemen met het linkerbeen in de zin van recidiverende ulcera cruris.

Onderzoek
Eczema cruris, pigmentatie, vrijwel circulair. Op dit moment is de huid gesloten. Er zijn overigens tekenen van dystrofie aan beide kanten.

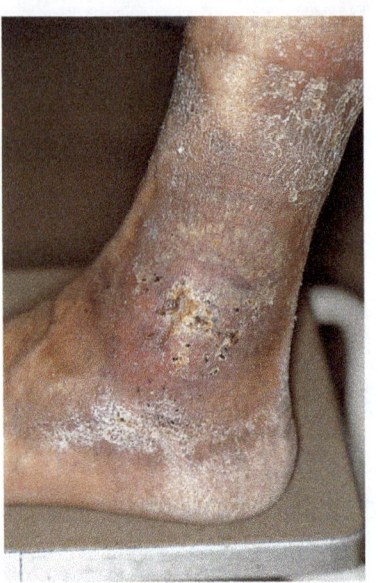

Vragen
A Waarin zou de oorzaak van deze recidiverende ulcera gelegen kunnen zijn?
B Welk verder onderzoek moet hier verricht worden?
C Bestaat er naast de behandeling van de ulcera nog een andere mogelijkheid?
D Wat is de prognose?

8.12 Vrouw, 61 jaar

Anamnese
Mevrouw is bekend met insulineafhankelijke diabetes. Ze is bovendien een stevige rookster.

Onderzoek
Een rode, oedemateuze en warme voet. Tussen de tweede en derde teen een ulcus met necrose op de bodem en zwarte randen over de plantaire zijde van de voet.

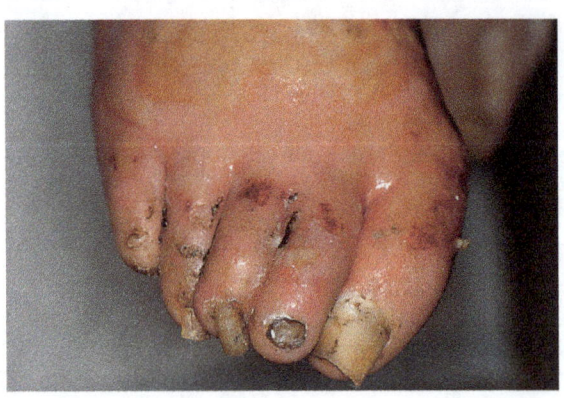

Vragen
A Welke factoren zullen bij diabetes tot de ontwikkeling van dit ulcus bijdragen?
B Welke factoren zullen bij roken tot dit ulcus bijdragen?
C Welk hulponderzoek is hier geïndiceerd?
D Hoe is de vaatstatus van deze patiënt nader te onderzoeken?
E Wat moet het behandelingsplan zijn?

8.13 Vrouw, 43 jaar

Anamnese
Na haar laatste zwangerschap heeft mevrouw varices, die het afgelopen jaar zijn toegenomen. Thans klaagt zij in toenemende mate over pijn in de billen en de benen bij lopen. De loopafstand is de laatste tijd afgenomen tot ongeveer 50 meter. Traplopen gaat eigenlijk niet meer zonder pijn. Twee jaar geleden heeft zij een myocardinfarct gehad. Desondanks is zij blijven roken. Ze is bekend met hypertensie.

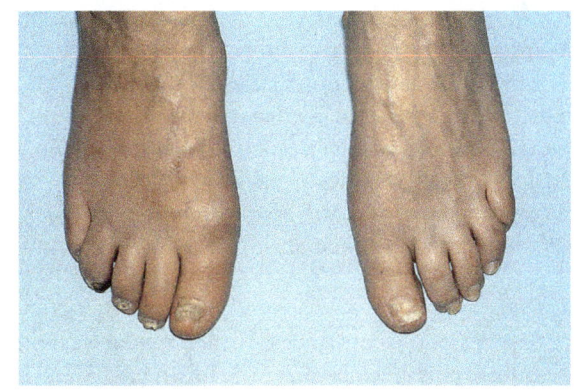

Onderzoek
Adipositas. Aan beide zijden bleke benen met uitgebreide varicosis. De pulsaties in de liezen en perifeer zijn niet goed voelbaar.

Vragen
A Wat is de diagnose?
B Is het probleem voor patiënt arterieel of veneus?
C Welke diagnostiek zal hier bedreven moeten worden?
D Welke therapeutische opties zijn er?

8.14 Man, 56 jaar

Anamnese
Mijnheer heeft tot diep in de nacht naar voetbal op de televisie zitten kijken. De volgende morgen werd hij wakker met een dik been.

Onderzoek
Gezwollen rechterbeen dat blauwrood verkleurd is, met duidelijk pitting oedeem.

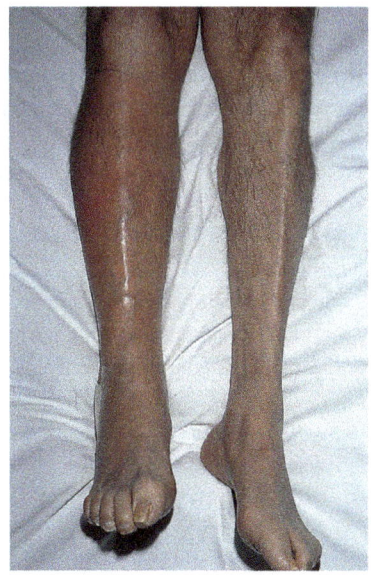

Vragen
A Wat is de diagnose?
B Waar zit waarschijnlijk de afwijking?
C Welke diagnostische hulpmiddelen heeft u tot uw beschikking.
D Wat is de behandeling van keuze?

8.15 Vrouw, 55 jaar

Anamnese
De patiënte heeft een jaar voor het huidige consult een myocardinfarct doorgemaakt. Zij rookt twee à drie pakjes sigaretten per dag en gebruikt tien à twaalf eenheden alcohol per dag. Zij klaagt over pijn in de beide benen bij het lopen, waarbij de loopafstand ongeveer 50 meter bedroeg. Soms heeft ze een doof gevoel in de voeten.

Onderzoek
Trofische stoornissen aan beide benen zonder waarneembare pulsaties, ook niet in de liezen.

Vragen
A Hoe luidt de diagnose?
B Welke overwegingen brengen u tot de diagnose?
C Wat moet gedaan worden om de diagnose te bevestigen?
D Voor welke vorm van invasieve diagnostiek kiest u hier?
E Welke therapie dient in eerste instantie te worden toegepast?
F Welke therapie kan daarna volgen?

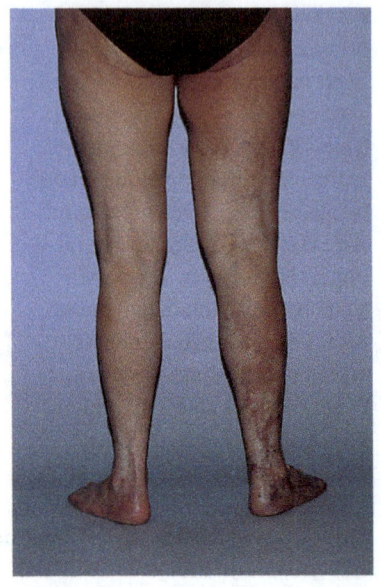

8.16 Vrouw, 26 jaar

Anamnese
De patiënte is in de negende week van haar tweede zwangerschap. De vorige zwangerschap was drie jaar geleden. Op 13-jarige leeftijd heeft zij een appendectomie ondergaan. Sinds 48 uur heeft zij pijn in de rechterlies, waarvan zij 's nachts wakker wordt. Tevens klaagt zij over pijn in het rechterbeen bij lopen. Zij heeft een week geleden de linkerenkel verstuikt.

Onderzoek
Er bestaat wat donkere verkleuring van de rechtervoet, bij afhangen beiderzijds normale benen. Er bestaat lokale drukpijn in de lies.

Vragen
A Wat is de diagnose?
B Hoe zou u haar onderzoeken?
C Welke behandeling moet ingesteld worden?

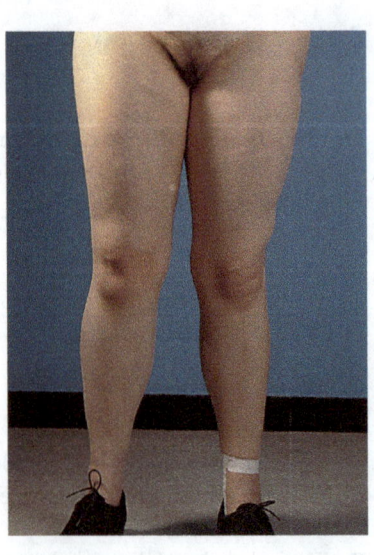

8.17 Vrouw, 76 jaar

Anamnese
De laatste maanden heeft mevrouw pijn bij lopen. Ze kan ongeveer 50 meter lopen en krijgt dan tintelingen in het linkerbeen. Drie jaar geleden is zij geopereerd in verband met een rughernia.

Onderzoek
Tekenen van dystrofie aan beide voeten, matige perifere pulsaties en over beide arteriae femorales is een souffle te horen. Littekens van doorgemaakte varicesoperaties. Reticulaire varices.

Vragen
A Welke differentiële diagnose heeft u hier?
B Hoe komt u hieruit?
C Wat zal uw beleid zijn?

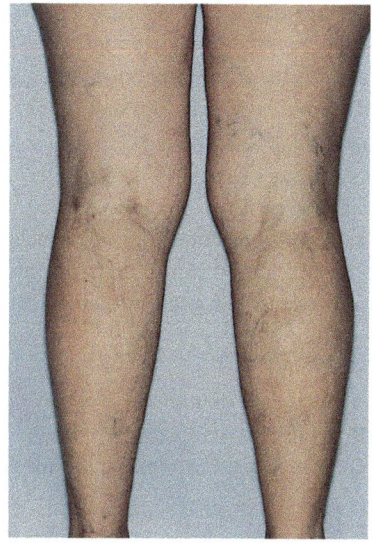

8.18 Man, 32 jaar

Anamnese
De patiënt heeft al geruime tijd een 'pijnlijke spatader' aan de buitenzijde van het onderbeen. Deze spatader doet vooral pijn bij hardlopen.

Onderzoek
Aan de buitenzijde van het onderbeen bevindt zich een weke zwelling, die zich gemakkelijk laat wegdrukken. Onder de zwelling is een fascie-opening voelbaar. Overigens zijn er geen varices te zien.

Vragen
A Wat is hier aan de hand?
B Hoe is deze afwijking te differentiëren?
C Is behandeling noodzakelijk?
D Zo ja, waaruit bestaat die dan?

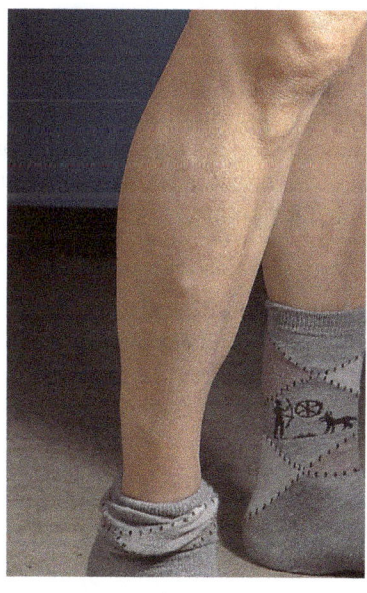

8.19 Man, 17 jaar

Anamnese
De patiënt heeft bij het voetballen een wond aan de voorzijde van het scheenbeen opgelopen. Hoewel de wond nu vier weken oud is, is er geen duidelijke genezingstendens.

Onderzoek
Langwerpige wond vóór op het scheenbeen met korstjes aan de randen en in de omgeving pitting oedeem. Er zijn geen varices zichtbaar.

Vragen
A Wat is de diagnose?
B Hoe ontstaat deze afwijking?
C Wat is de behandeling van voorkeur?

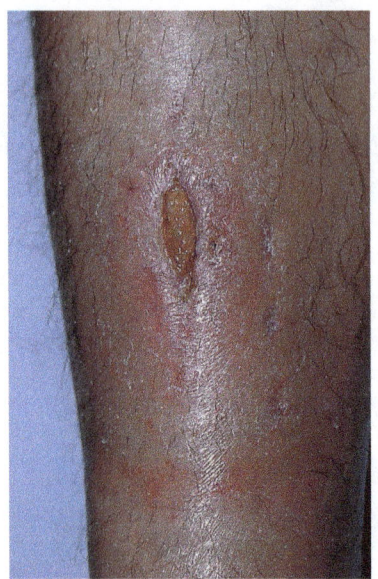

8.20 Man, 72 jaar

Anamnese
De patiënt is bekend met diabetes mellitus type 2, die hem insulineafhankelijk heeft gemaakt. Sinds enige tijd heeft hij een dof, pijnlijk gevoel aan zijn grote teen, met aan de plantaire zijde een klein defect dat maar niet wil genezen.

Vragen
A Wat is hier de diagnose?
B Welk lichamelijk onderzoek zou u nog verrichten?
C Welk hulponderzoek zou u nog verrichten?
D Wat is de oorzaak van deze afwijking?
E Wat is de behandeling?

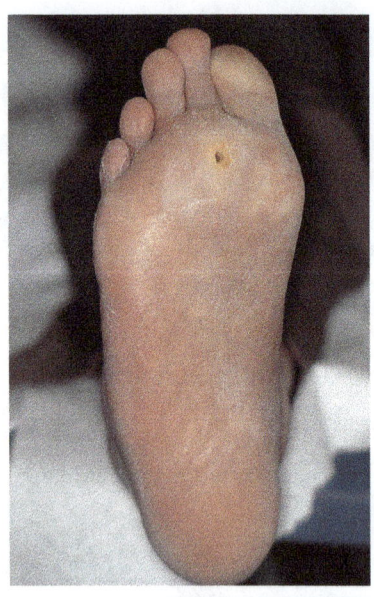

8.21 Vrouw, 37 jaar

Anamnese
Deze vrouw heeft vier dagen geleden een dochtertje gekregen. Na twee dagen ontwikkelde zij een dik linkerbeen, dat aanvankelijk bleek van kleur was en matig pijnlijk. Sinds één dag heeft zij toenemende pijn.

Onderzoek
Paarsblauwe verkleuring van de voet en het onderbeen met blaarvorming.

Vragen
A Wat is de diagnose?
B Wat is de oorzaak?
C Welke symptomen kunnen waarschuwen dat dit beeld zich gaat ontwikkelen?
D Waarmee kan dit beeld verward worden?
E Waaruit bestaat de behandeling?

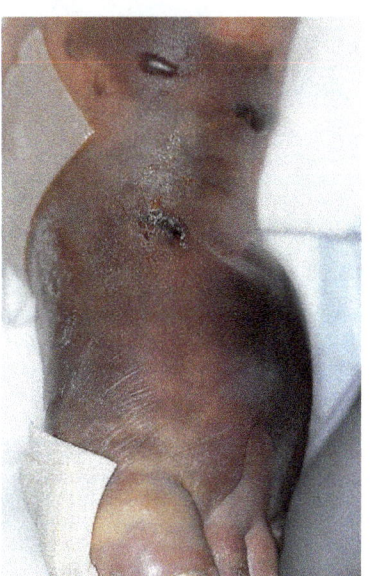

9 Mannelijk genitaal

9.1 Jongen, 12 jaar

Anamnese
De patiënt heeft plotseling heftige pijn in de linker scrotumhelft, is misselijk en heeft gebraakt.

Onderzoek
De testis ligt hoog in het scrotum; aanraken is zeer pijnlijk.

Vragen
A Wat is de afwijking in het scrotum van deze 12-jarige jongen?
B Hoe is het natuurlijke beloop van deze afwijking?
C Wat is de oorzaak?
D Waarvan moet u dit differentiëren?
E Hoe moet dit behandeld worden?

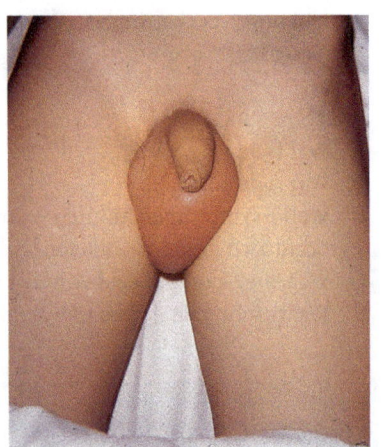

9.2 Man, 65 jaar

Anamnese
Mijnheer heeft geruime tijd geleden een forse zwelling van het scrotum ontdekt, die hem de laatste tijd in toenemende mate last bezorgt.

Onderzoek
Fors gezwollen rechter scrotumhelft.

Vragen
A Wat is de afwijking aan het scrotum van deze 65-jarige man?
B Hoe is de diagnose te verifiëren?
C Hoe is het natuurlijk beloop van deze afwijking?
D Wat is de oorzaak?
E Hoe moet dit behandeld worden?
F Wat is de prognose?

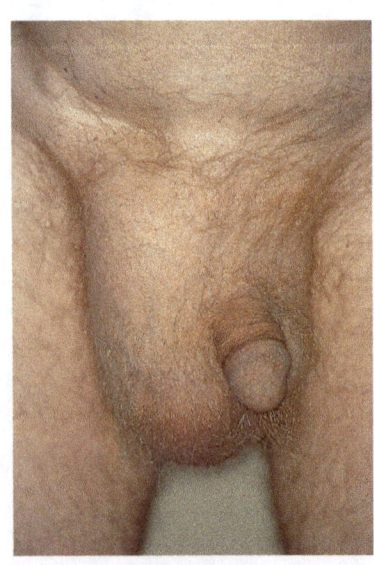

9.3 Man, 26 jaar

Anamnese
Patiënt heeft al enige tijd een zwaar gevoel in de linkerbal. Verder heeft hij opgemerkt dat deze testis wat groter is geworden.

Onderzoek
Een vergrote, vast aanvoelende linkertestis.

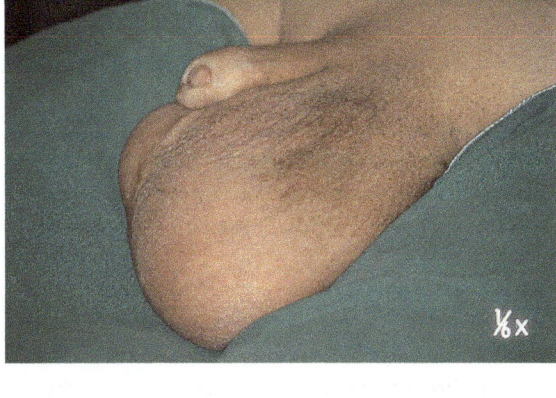

Vragen
A Beschrijf de fysieke afwijking bij deze overigens gezonde jongeman.
B Hoe zijn scrotale zwellingen te differentiëren?
C Er bestaat een zekere mate van translucentie. Hoe is dit te verklaren? Wat is de meest waarschijnlijke diagnose? Hoe is die in te delen?
D Welke incisie wordt gebruikt voor de exploratie en waarom?
E Op welk uiterlijk aspect van de testis kan bij operatie de waarschijnlijkheidsdiagnose maligniteit gesteld worden?
F Welk nader onderzoek moet nog uitgevoerd worden?
G Hoe is de stagering van testistumoren?
H Welke behandeling is aan te bevelen?
I Wat is de prognose?

9.4 Jongen, 9 jaar

Anamnese
Deze jongen heeft de voorhuid teruggeschoven om de glans te kunnen schoonmaken, maar kon hem daarna niet meer op zijn plaats krijgen.

Onderzoek
Een gezwollen kraag om de glans.

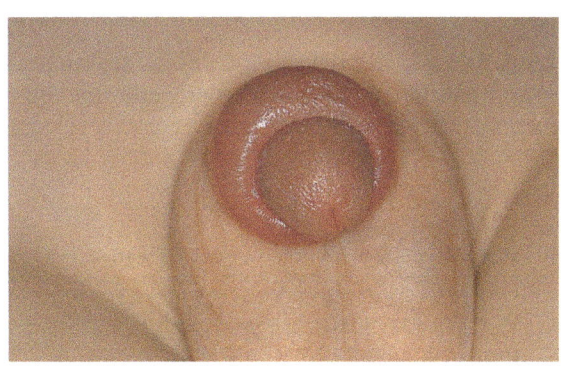

Vragen
A Hoe heet deze toestand?
B Wat veroorzaakt deze toestand?
C Hoe ontwikkelt zich dit en wat is het natuurlijk beloop wanneer deze afwijking verwaarloosd wordt?
D Wat is de behandeling?

9.5 Jongen, 3 jaar

Anamnese
De ouders van dit kind hebben opgemerkt dat het rechterballetje zich niet in het scrotum bevindt.

Onderzoek
De rechter scrotumhelft lijkt inderdaad leeg te zijn. In de rechterlies daarentegen lijkt wel een kleine weerstand palpabel, die niet tot voorbij het os pubis te brengen is.

Vragen
A Wat is de diagnose?
B Hoe zijn de abnormale lokalisaties van de testes in te delen?
C Waar ligt de rechtertestikel in dit geval en hoe weet u dat hij niet in het lieskanaal ligt?
D Wat zijn de complicaties van deze afwijking?
E Is een hormonale behandeling aan te bevelen?
F Zo niet, welke behandeling zou u dan adviseren?

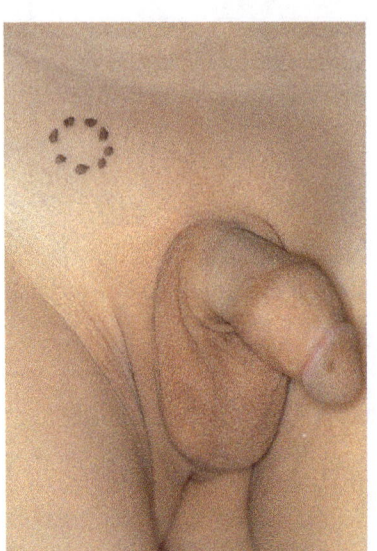

9.6 Jongen, 4 jaar

Anamnese
De ouders hebben opgemerkt dat er een heel nauw gaatje is in de voorhuid, zozeer zelfs dat de voorhuid bij de mictie ballonvormig opgeblazen wordt.

Onderzoek
Lange voorhuid met een zeer nauwe opening van het preputium. Terugtrekken van het preputium gelukt niet.

Vragen
A Wat is de diagnose?
B Wat kan tot de ontwikkeling van deze toestand bijdragen?
C Wat is de natuurlijke geschiedenis bij het preputium bij kinderen?
D Wat is de functie van het preputium bij baby's?
E Wat zijn de indicaties voor het doen van een circumcisie bij kinderen?

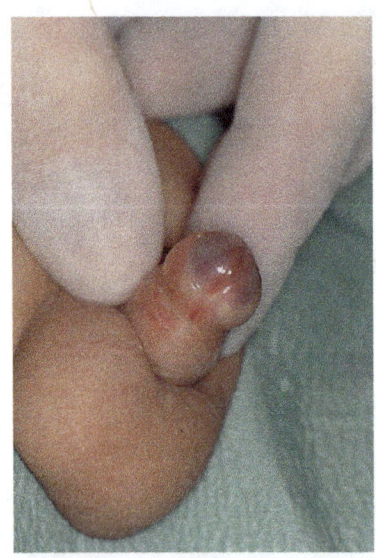

9.7 Man, 71 jaar

Anamnese
Deze man heeft al geruime tijd problemen met de mictie. De voorhuid van de penis scheidt een vies riekend vocht af dat hem pijn doet.

Onderzoek
Riekende, ulcererende laesie aan de penis en voorhuid bij een negroïde man.

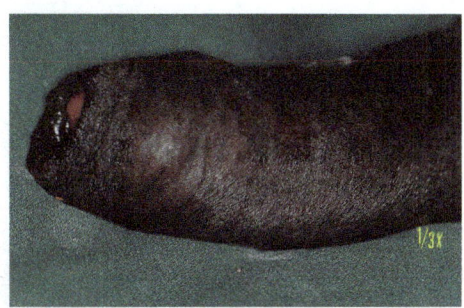

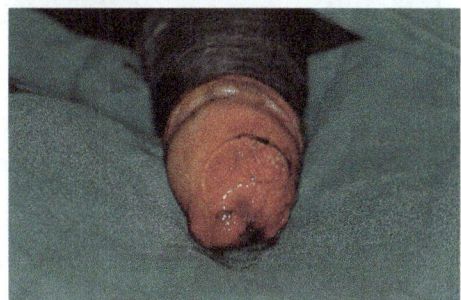

Vragen
A Wat zal de waarschijnlijke histologische diagnose zijn?
B Hoe verspreidt deze tumor zich?
C Wat zijn de etiologische factoren voor deze ziekte?
D Wat was vroeger (zonder behandeling) gewoonlijk de doodsoorzaak ?
E Hoe wordt deze tumor behandeld?

9.8 Man, 26 jaar

Anamnese
Het huwelijk van deze patiënt is tot nog toe ongewenst kinderloos gebleven. De gynaecoloog van zijn vrouw heeft hem onderzocht en er blijkt een afwijking in het scrotum te bestaan.

Onderzoek
Er bestaat in de linkerhelft van het scrotum een weke verdikking die het gevoel geeft alsof hier een zak met pieren aanwezig is.

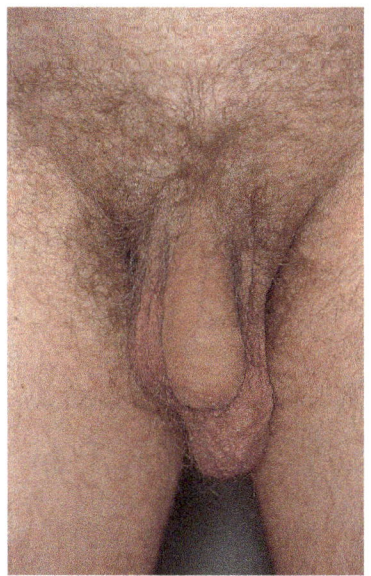

Vragen
A Wat is hier aan de linkerzijde van het scrotum op te merken en wat is de diagnose?
B Hoe, wanneer en waar doet deze afwijking zich meestal voor?
C Waaruit bestaat deze afwijking?
D Wat veroorzaakt deze afwijking?
E Hoe moet deze worden behandeld?

9.9 Jongen, 4 jaar

Anamnese
De ouders komen met het verzoek voor een circumcisie uit religieuze overtuiging.

Onderzoek
Zie foto's.

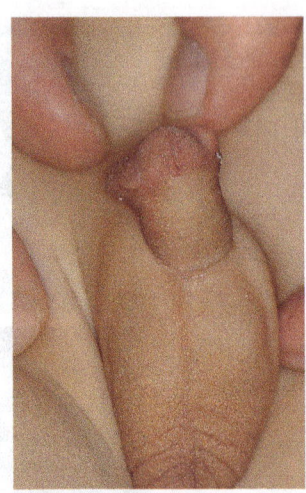
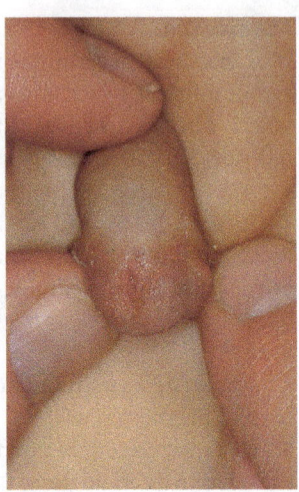

Vragen
A Wat valt u op aan de penis van dit jongentje? Beschrijf de afwijking.
B Hoe wordt dit genoemd?
C Is een circumcisie in dit geval aangewezen?
D Welke operatie dient hier uitgevoerd te worden?

9.10 Man, 37 jaar

Anamnese
Deze Turkse man meldt zich op het spreekuur met de mededeling dat hij een derde bal heeft.

Onderzoek
Boven de rechtertestis is een zwelling zichtbaar (zie foto) die van de testis af te grenzen is en week aanvoelt.

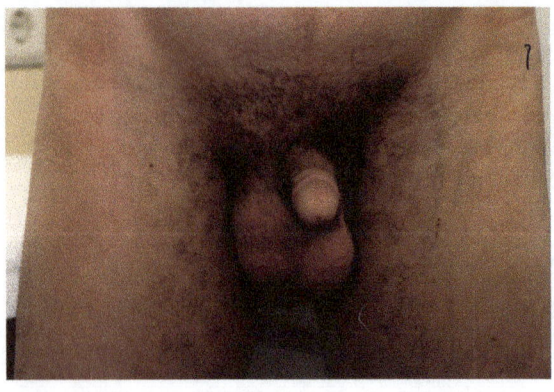

Vragen
A Wat is de diagnose?
B Geeft deze afwijking klachten?
C Wat is de oorzaak?
D Wat is de behandeling?

10 Steun- en bewegingsapparaat

10.1 Vrouw, 71 jaar

Anamnese
Tien jaar geleden heeft mevrouw een mamma-amputatie ondergaan in verband met een mammacarcinoom. Zij klaagt nu over pijn in haar linkerlies.

Onderzoek
In het liesgebied wordt een drukpijnlijke plek gevonden. De huisarts achtte het zinvol een foto te laten maken.

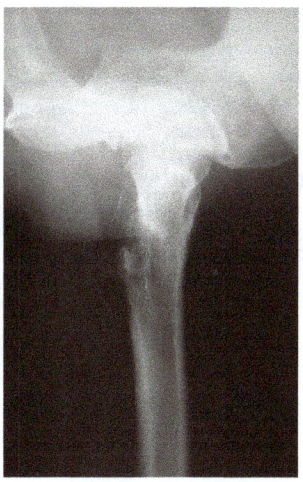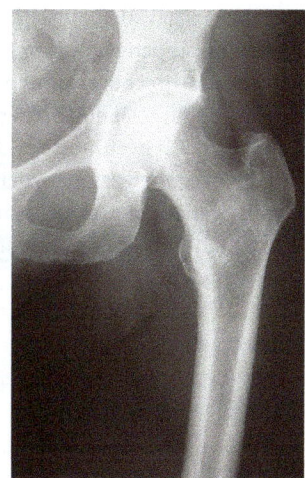

Vragen
A Wat is er op deze foto te zien?
B Waarvan is dit naar alle waarschijnlijkheid het gevolg?
C Welke therapie dient hier toegepast te worden?

10.2 Man, 19 jaar

Anamnese
Tijdens het volleyballen is de patiënt na een sprong op de buitenkant van zijn voet terechtgekomen. Hij voelde dat er iets knapte en kort daarop zwol de enkel erg.

Onderzoek
De voet staat in spitsstand en er is een duidelijke zwelling rondom de malleolus lateralis zichtbaar. De voet is door de pijn niet goed belastbaar.

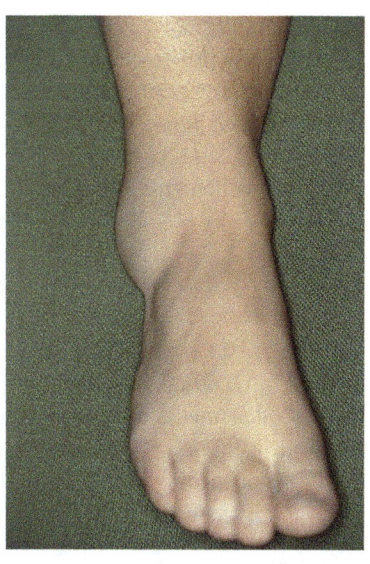

Vragen
A Welk onderzoek zou u nog verrichten ter ondersteuning van de diagnose?
B Hoe luidt de diagnose?
C Welk aanvullend onderzoek zou u nog doen?
D Welke behandeling zou u instellen?

10.3 Vrouw, 80 jaar

Anamnese
Mevrouw is gevallen op Schiphol bij het opstappen op de loopband. Zij klaagde direct over pijn in de lies, maar kon toch nog op het been staan. Zij heeft nog een dag min of meer rondgelopen, maar de pijn werd op den duur toch zo erg dat ten slotte een röntgenfoto werd gemaakt.

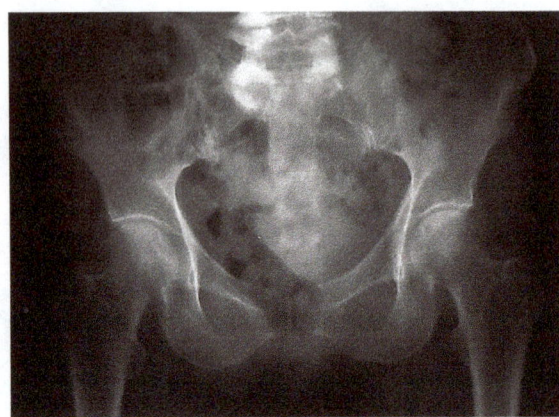

Onderzoek
Zie röntgenfoto.

Vragen
A Wat valt u op aan deze foto?
B Welke afwijkingen zijn er te verwachten bij het lichamelijk onderzoek van deze patiënte?
C Welke behandeling is voor deze afwijking nodig?

10.4 Man, 24 jaar

Anamnese
Mijnheer heeft bij een val op een rotspunt een geringe knieblessure opgelopen.
Sindsdien klaagt hij over een dikke, gezwollen knie.

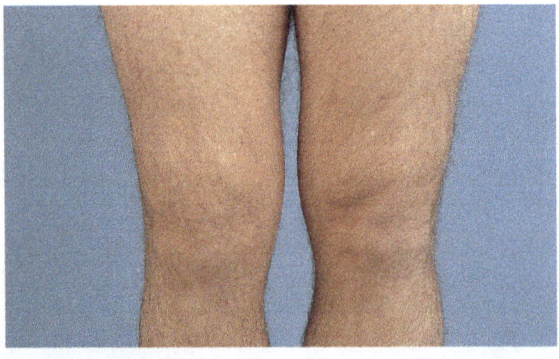

Onderzoek
Zie foto.

Vragen
A Wat valt u op aan deze knie?
B Welk lichamelijk onderzoek zou u nog verder verrichten?
C Welk hulponderzoek zou u nog verrichten?
D Wat is de meest waarschijnlijke diagnose?
E Wat is uw behandelingsplan?

10.5 Vrouw, 30 jaar

Anamnese
De patiënte is judoka. Tijdens een wedstrijd acht weken geleden is zij op de linkerschouder gevallen. Sindsdien heeft zij heftige pijn en zwelling, die met NSAID's tot rust is gebracht.

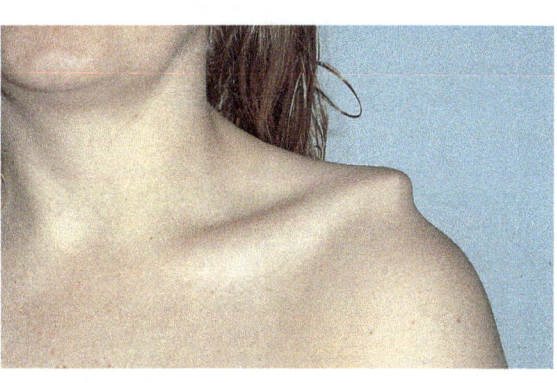

Onderzoek
Zie foto.

Vragen
A Wat valt u op aan de linkerschouder van de patiënte?
B Wat is de diagnose?
C Hoe is deze afwijking te classificeren?
D Welk onderzoek is nog te verrichten?
E Wat is de differentiële diagnose?
F Wat is de behandeling?

10.6 Man, 29 jaar

Anamnese
Tijdens het volleyballen voelde de patiënt plotseling bij een sprong een tik op zijn achillespees. Hij keek direct achterom om te zien wie hem op zijn hak had getrapt. Er stond echter niemand. Sindsdien is dit gebied zeer pijnlijk en kan hij maar moeilijk lopen.

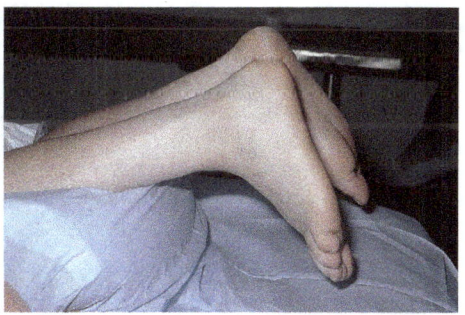

Onderzoek
Er bestaat een delle even boven de calcaneus, ter plaatse van de achillespees.

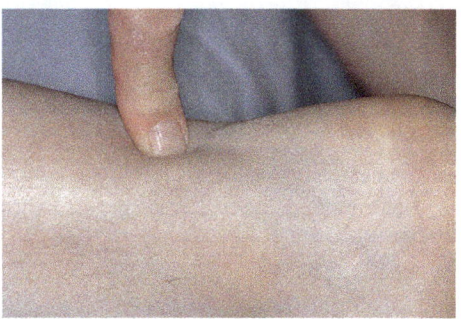

Vragen
A Wat is de waarschijnlijke diagnose?
B Welke handgreep zou u toepassen om de diagnose te bevestigen?
C Wat is de differentiële diagnose?
D Waaruit bestaat de behandeling?
E Wat is de prognose?

10.7 Man, 25 jaar

Anamnese
Mijnheer is gevallen tijdens het schaatsen en kwam daarbij op zijn rechterhand terecht.
Hij voelde een scherpe pijn en had de indruk alsof er iets knapte. Sindsdien kan hij die hand niet meer gebruiken.

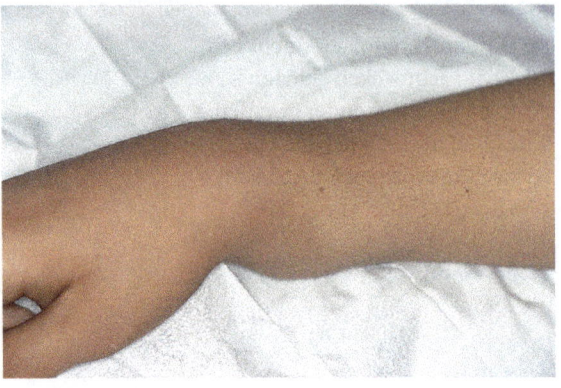

Onderzoek
Zie foto.

Vragen
A Beschrijf de afwijking die u ziet.
B Welke klinisch onderzoek zou u nog nader verrichten?
C Welk hulponderzoek zou u aanwenden?
D Hoe is deze afwijking te classificeren?
E Wat is de behandeling?

10.8 Vrouw, 55 jaar

Anamnese
Mevrouw klaagt over steeds heviger wordende pijn aan de basis van haar rechter grote teen. Het dragen van schoeisel wordt vrijwel onmogelijk, aangezien door de druk de pijn alleen maar toeneemt.

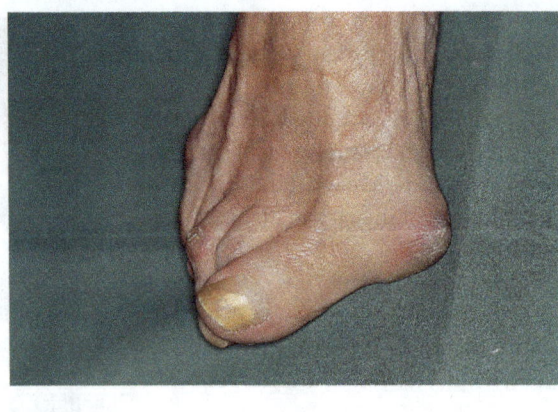

Onderzoek
Zwelling en roodheid van de grote teen, voornamelijk aan de mediale zijde.

Vragen
A Wat valt u op aan deze voet?
B Waardoor zou de zwelling gekomen zijn, denkt u?
C Wat is de diagnose?
D Wat is de behandeling?

10.9 Vrouw, 76 jaar

Anamnese
Mevrouw is in huis over een kleedje uitgegleden en kon daarna niet meer overeind komen. Zij wordt met een ambulance naar het ziekenhuis vervoerd.

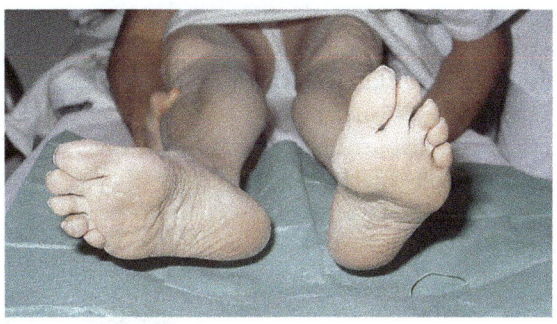

Onderzoek
Zie foto.

Vragen
A Wat valt u op bij deze liggende patiënte?
B Welk lichamelijk onderzoek zou u nog meer uitvoeren?
C Wat is het nader onderzoek?
D Hoe is deze afwijking in te delen?
E Wat zal de behandeling zijn?

10.10 Man, 72 jaar

Anamnese
De patiënt heeft sinds enige tijd een zwelling in de rechterknieholte. De knie voelt stijf aan, vooral tijdens het lopen, en er is een vaag gespannen pijnlijk gevoel in de knieholte.

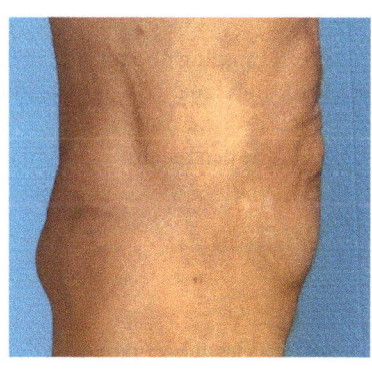

Onderzoek
Vast elastische zwelling in de knieholte, die bij het buigen van de knie nagenoeg verdwijnt.

Vragen
A Hoe heet deze zwelling in de knieholte?
B Wat is de oorzaak van deze zwelling?
C Welk lichamelijk onderzoek zou u verder nog verrichten?
D Wat is de differentiële diagnose?
E Welk nader onderzoek zou u doen?
F Welke behandeling stelt u in?

10.11 Man, 79 jaar

Anamnese
De patiënt heeft al enige tijd een zwelling van de linkerpols. In het verleden heeft hij ook weleens last van die pols gehad, na een val op zijn linkerhand. De klachten zijn toen vanzelf weer verdwenen. De zwelling bestaat al enige maanden en is geleidelijk in omvang toegenomen. De klachten zijn lokale pijn, een doof gevoel in de vingers en krachtverlies in de hand.

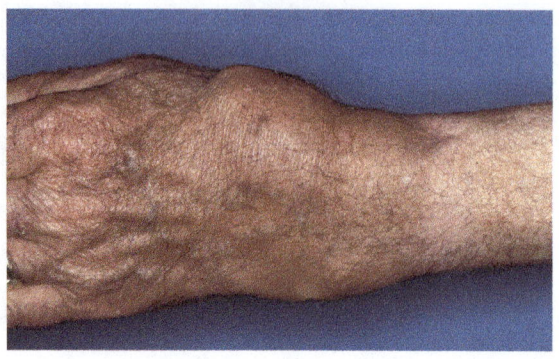

Onderzoek
Behalve de ruim 3 cm grote zwelling is er ook een opvallende hydrops van de gehele carpus. Functioneel zijn er minimale afwijkingen: pronatie en supinatie zijn goed, maar maximale dorsale en volaire flexie zijn door de pijn niet goed mogelijk. Er is geen drukpijn over de carpus.

Vragen
A Is een ganglion de oorzaak van deze klachten?
B Welk onderzoek is verder nog noodzakelijk?
C Wat is de diagnose?
D Wat is de behandeling?

10.12 Man, 76 jaar

Anamnese
De patiënt klaagt over pijn in de basis van zijn duim. Soms treedt die spontaan op in de vorm van steken, soms bij het geven van een hand. Bij wringen krijgt hij toenemend pijn, zodat hij dat zo veel mogelijk vermijdt. Verder kan hij er wel alles mee doen, maar het wordt wel steeds moeilijker. Bij het golfspel heeft hij er geen last van.

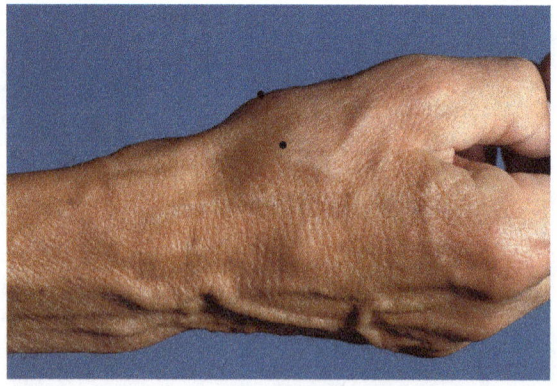

Onderzoek
Lichte zwelling over het gewricht CMC-1, dat drukpijnlijk is (tussen de twee zwarte puntjes). De 'grindtest' is negatief.

Vragen

A Wat is de diagnose?
B Is aanvullend onderzoek noodzakelijk?
C Wat zijn de risicofactoren?
D Hoe is de verdeling tussen mannen en vrouwen?
E Welke behandeling is hier aangewezen?

Deel 2 Antwoorden

1 Huid, weke delen, infecties

1.1

A Chronische bursitis olecrani.
B Bursitis olecrani kan het gevolg zijn van een direct trauma of van herhaalde druk, zoals het frequent leunen op de ellebogen. Systemische inflammatoire processen zoals reumatoïde artritis en jicht kunnen ook een bursitis olecrani veroorzaken. Septische bursitis olecrani (30% van de bursitiden van de elleboog) komt betrekkelijk regelmatig voor na trauma, waarbij dan vaak tevens een schaafwond bestaat. Bij twijfel kan aspiratie van bursa-inhoud (vanaf lateraal) worden gedaan. Is die purulent, dan valt een kweek te overwegen. Het Gram-preparaat is echter bij 30% fout-negatief. De purulente bursitis gaat gepaard met heftige ontstekingsverschijnselen en heeft ook een acuter verloop dan een bursitis waaraan andere oorzaken ten grondslag liggen. De meest voorkomende verwekker is de *Staphylococcus aureus* (70-90%), in ongeveer 10% van de gevallen is het een streptokok.
C 1 In het geval van een chronische aseptische bursitis kan in eerste instantie gekozen worden voor het leegzuigen van de bursa (inhoud strokleurig/serosanguinolent) en het inbrengen van een depot-corticosteroïdpreparaat. Bij recidief kan een excisie overwogen worden. Het is van belang dat de bursa volledig verwijderd wordt en voorkomen wordt dat een gedeelte achterblijft. Gebeurt dit laatste wel, dan kan dat aanleiding zijn tot een stoornis in de wondgenezing, met een langdurig dragende wond als gevolg.
   2 In het geval van een etterige bursitis kan een eenvoudige incisie worden verricht, waardoor de bursa open komt te liggen. Dit heeft het bezwaar dat ook dan een langdurig dragende wond ontstaat. Om die reden wordt het uitvoeren van de zogenaamde vierkwadrantenincisie volgens Burgess aanbevolen. Deze incisie wordt op vier plaatsen aan de basis van de bursa gemaakt.
D Differentiële diagnose:
   – xanthomen;
   – lipomen;
   – neurofibromen;
   – subcutane reumatoïde noduli.

1.2

A Hier is sprake van een geïnfecteerde atheroomcyste.
B Behalve op alle plaatsen waar zich talgklieren bevinden, komen ze regelmatig voor op de behaarde hoofdhuid, het gelaat, het scrotum, de vulva en de oorlel. Ze worden nooit aangetroffen op de kliervrije handpalmen en voetzolen.

C De wand wordt gevormd door een laag plaveiselepitheel. De inhoud is kaasachtig en heeft een onprettige geur.
D Complicaties:
- infecties;
- ulceratie;
- verkalking.
E Vanwege het infectiegevaar zou de patiënt geadviseerd kunnen worden om grotere atheroomcystes te laten verwijderen. Meestal gebeurt dit om cosmetische redenen. Dit kan op eenvoudige wijze onder lokale anesthesie gebeuren. Indien de atheroomcyste acuut ontstoken is, kan men (*a*) wachten tot de ontsteking tot rust komt of (*b*) een klein ovaaltje uitsnijden, de inhoud exprimeren en vervolgens AgNO3-kristallen in de atheroomcyste achterlaten. De cystewand wordt dan weggeëtst.

1.3

A Er is sprake van een melanoom dat zich heeft ontwikkeld uit een gebied met lentigo maligna melanoma (melanosis van Dubreuilh). Het betreft een amelanotisch melanoom met macroscopische satellietmetastasen.
B Te onderscheiden zijn vier klinische vormen van het melanoom.
  1 Superficial spreading melanoma (SSM, 70%). Dit is een oppervlakkig groeiende tumor die aanvankelijk voornamelijk radiair in het bovenste deel van de epidermis groeit. In een later stadium treedt er invasieve dieptegroei op.
  2 Nodulair melanoom (NM, 20%). Dit wordt gekenmerkt door het vanaf het begin vrijwel gelijktijdig optreden van zowel radiaire als invasieve groei. Dit soort tumor wordt nogal eens op de romp waargenomen.
  3 Het melanoom dat zich ontwikkelt in een melanosegebied van Dubreuilh, ook wel lentigo maligna melanoma (LMM, 5%) genoemd. Dit is een radiair groeiend intra-epitheliaal melanoom dat vrijwel altijd in het gelaat van oudere mensen optreedt. De invasieve dieptegroei treedt pas op in een laat stadium.
  4 Acrolentigineus melanoom (ALM, 5%). Deze is te vinden op handpalmen en voetzolen.
C Voor de differentiële diagnose spelen de volgende afwijkingen een rol: naevus naevocellularis (de 'moedervlek'), dermatofibroom, verruca seborrhoïca (gepigmenteerde basale-cellenpapilloom), subunguaal hematoom, granuloma pyogenicum, getromboseerd hemangioom.
D Voor de therapie is het van belang te weten hoe dik het melanoom is. Aanvankelijk werd daarvoor het schema volgens Clark (zie casus 6.3) gebruikt. Nu is dat vervangen door het schema van Breslow, dat de tumordikte in millimeters geeft. Aan de hand van de dikte van de tumor zal een meer of minder grote marge van de huid moeten worden meegenomen (zie schema). Eventueel kan een schildwachtklierprocedure plaatsvinden.

Schematisch overzicht melanoomexcisie

Diagnostische excisie bij verdenking op melanoom
- Totaal excideren, geen stans of incisiebiopt (bij grote laesies of laesies op functioneel cosmetisch belangrijke plaatsen eventueel uitzondering maken).
- Anesthesie: veldblokkade of regionale anesthesie.
- Marge 2 mm, diepte tot in het subcutane vet, onderliggende spier of fascie zo mogelijk bedekt laten.
- Excisie rekening houdend met een eventuele re-excisie, bij extremiteiten in lengterichting.
- Niet ondermijnen.
- Markeren met hechting, tekening of beschrijving toevoegen, lokalisatie en marges noteren.
- Intracutaan of met fijne hechtingen sluiten.

Therapeutische re-excisie
Op basis van tumordikte gemeten in millimeters volgens Breslow:
- tot en met 2 mm: 1 cm rondom litteken;
- meer dan 2 mm: 2 cm rondom litteken.

Excideren tot aan de fascie; bij dunne subcutis of indien fascie geëxposeerd was bij diagnostische excisie, ook fascie meenemen. Primair sluiten, ondermijnen mag, zo nodig verschuivingsplastiek.

E De prognose is afhankelijk van de dikte van de tumor. Tumoren dunner dan 0,76 mm bieden vrijwel 100 procent kans op genezing. Tumoren tot 1,5 mm geven een redelijke prognose, terwijl dikkere tumoren met grotere invasiediepte en daardoor groter kans op metastasering een slechtere prognose hebben. In het algemeen geneest in Nederland meer dan 80 procent van de melanoompatiënten dankzij het feit dat de diagnose tegenwoordig vaak in een vroeg stadium wordt gesteld. Niet alleen de diepte bepaalt de prognose, maar ook het geslacht, de plaats en het al dan niet aanwezig zijn van ulceratie. Zo heeft bijvoorbeeld de lokalisatie op een extremiteit bij een vrouw een gunstige prognose, terwijl bij de man lokalisatie op de romp een ongunstiger prognose heeft (zie tabel).

Overleving versus Breslow-dikte				
Breslow-dikte	5-jaarsoverleving		10-jaarsoverleving	
	mannen	vrouwen	mannen	vrouwen
< 0,75 mm	95%	98%	90%	97%
0,76-1,5 mm	95%	94%	92%	94%
1,51-3,0 mm	70%	76%	40%	60%
> 3,0 mm	42%	55%	32%	46%
alle dikten, < 60 jaar	75%	90%	62%	81%
alle dikten, > 60 jaar	76%	68%	46%	60%

1.4

A Granuloma pyogenicum, ook wel granuloma teleangiectaticum genoemd.
B Deze is ontstaan doordat een laaggradige infectie met een *Staphylococcus aureus* is opgetreden. Het wondje heeft een slechte neiging tot genezing, hetgeen de granuloomvorming aanzet. Uiteindelijk kan dit granuloom een forse omvang bereiken.
C Behandeling: afknippen van het granuloom aan de basis van de steel en aanstippen met AgNO3 (zilvernitraat) is voldoende. Aangezien het hier slechts een klein huiddefect betreft, zal door AgNO3 de *Staphylococcus aureus* gedood worden en het granuloom weggeëtst worden.
Bestaat er een breder huiddefect, dan wordt dezelfde procedure toegepast, gevolgd door een hechting teneinde de huidranden mooi tegen elkaar aan te kunnen leggen.

1.5

A Dit is een lymfangitis.
B Inspectie van het oorspronkelijke wondje, dat er bij deze patiënte rustig uitziet. Daarnaast is palpatie van de oksel nuttig, teneinde geïnformeerd te zijn over de status van de lymfeklieren.
C De enige remedie die hier op z'n plaats is, is geduldig afwachten. De lymfangitis zal dan vanzelf verdwijnen. Het gebruik van antibiotica is overbodig omdat het hier ongetwijfeld een toxische reactie betreft. Bovendien rijst dan de vraag welke antibiotica men eigenlijk zou moeten geven.

1.6

A Diagnose is erysipelas.
B Door het oedeem in de benen is de huid gevoelig voor infecties en met name voor die met streptokokken.
C Nader onderzoek is op dit moment niet noodzakelijk, alleen bedrust met het hoogleggen van de benen en behandeling van de erysipelas. In tweede instantie dient de oorzaak voor het oedeem opgespoord te worden.
D In eerste instantie dient een smalspectrumantibioticum, zoals penicilline of feneticilline, te worden toegediend.
E Deze vrouw heeft bij herhaling streptokokkeninfecties van de benen gehad. Streptokokkeninfecties beschadigen de lymfevaten waardoor het oedeem steeds zal toenemen, zodat het de vraag is of deze patiënt niet maandelijks toediening van een depotpreparaat penicilline dient te ondergaan. Verder zal er een behandeling gericht op het verminderen van het oedeem van de benen moeten plaatsvinden. Pneumatische gegradeerde compressie gevolgd door elastische ondersteuning zal hiervoor de juiste weg zijn.

1.7

A Een hidradenitis suppurativa van de oksel.
B Chronische ontsteking van de huidgebieden waarin zich apocriene (geur- en) zweetklieren bevinden.
C In het algemeen komt een hidradenitis suppurativa voor in de oksels, maar het kan ook in de liezen en het perineum optreden. Dit laatste vooral bij mannen.
D De afwijking komt het meest voor tussen het twintigste en dertigste levensjaar, met een prevalentie van 4 procent bij vrouwen. De verhouding vrouwen : mannen 3 : 1 tot 4 : 1. Perineale laesies recidiveren vaker dan axillaire. Ook bij rokers treden frequent recidieven op.
E Er ontstaan subcutane gangen, uitgaande van de oorspronkelijke ontstoken zweetklier.
F Is er sprake van een beperkte ontsteking, dan kan worden volstaan met incisie en drainage. Zodra de ontsteking tot rust gekomen is, kan worden overgegaan tot excisie van de aangedane zweetklier.
In het algemeen is de behandeling afhankelijk van ernst en uitbreiding, waarbij een multidisciplinaire benadering van huisarts, dermatoloog en chirurg de voorkeur verdient. Afvallen kan hierbij helpen, evenals het dragen van loszittende, niet-synthetische kleding en desinfectie met povidonjood.
Het is mogelijk deze afwijking met antibiotica te behandelen. Vanwege anaerobe bacteriën wordt hiervoor nog al eens metronidazol gebruikt, maar ook erytromycine is een mogelijkheid. Verder wordt ook wel tretinoïne (vitamine A) in de vorm van een crème gegeven. Hoewel al deze middelen kunnen helpen, komt het ook heel vaak voor dat ze niet werkzaam zijn. Bij een uitgebreid proces is soms zelfs ruime excisie noodzakelijk, soms gevolgd door een split-skingraft.

1.8

A Er is hier sprake van een cornu cutaneum.
B Een cornu cutaneum vindt zijn oorsprong in goedaardige, maar ook premaligne of maligne, huidcellen.
- Benigne:
  - verruca vulgaris;
  - verruca seborrhoïca;
  - molluscum contagiosum;
  - epidermale naevus.
- Premaligne:
  - actinische keratose.
- Maligne:
  - M. Bowen (plaveiselcelcarcinoom in situ);
  - plaveiselcelcarcinoom.

C In het algemeen zal het eenvoudig afknippen van deze tumor onvoldoende resultaat opleveren, omdat er dan vrijwel zeker een recidief optreedt. Bovendien is het op grond van de beschreven oorsprong een afwijking die geëxcideerd en nader onderzocht dient te worden (PA).

1.9

A Een plaveiselcelcarcinoom (PCC) van de lip. Het plaveiselcelcarcinoom is na het basaalcelcarcinoom de meest voorkomende vorm van huidkanker en in vele landen neemt de incidentie gestaag toe. Het komt vaker voor bij blanken (verhouding blanken : niet-blanken = 70 : 1), bij ouderen (75% > 65 jaar) en bijna tweemaal zo vaak bij mannen als bij vrouwen. Etiologisch is de belangrijkste factor de chronische blootstelling aan ultraviolet licht.
B Bij een afwijking die klinisch verdacht is voor een PCC, is onderzoek van de regionale lymfeklierstations vereist.
C Dit is een afwijking die uitgaat van hoornvormende cellen (keratinocyten) van de epidermis. Er zijn duidelijk hoornparels aanwezig.
D De afwijking wordt niet alleen op het slijmvlies van de lip, tong en mondbodem, maar ook op dat van de penis, vulva en anus gevonden. Oorzaak is chronische mechanische, chemische of actinische prikkeling. Om die reden is bij chronisch pijproken een lipcarcinoom berucht.
E Er dient een excisie met een ruime marge te worden gemaakt. Voor tumoren van minder dan 2 cm in diameter geldt een marge van 5 mm, voor tumoren van meer dan 2 cm in diameter is het raadzaam een marge van 1 à 2 cm aan te houden.
F Stoppen met pijproken om de chronische prikkeling te vermijden.

1.10

A Er is naar alle waarschijnlijkheid sprake van een lipoom.
B Het is een weke, pseudofluctuerende, mobiele zwelling, die niet aan de huid of de onderlaag vast zit.
C Een lipoom geeft pseudofluctuatie omdat het is opgebouwd uit een aggregatie van vetcellen die op zich een microscopische cyste vormen. De fluctuatie is weliswaar in één richting op te wekken, maar nooit in een andere richting loodrecht daarop.
D Lipomen komen niet in de handpalm of aan de voetzool voor omdat het vet hier tussen straffe fibreuze septa gevangen zit.
E Een liposarcoom kan vermoed worden wanneer de tumor sneller groeit, vaster is dan gewoonlijk en meer gevasculariseerd is. Bovendien bevinden liposarcomen zich vaak dieper (tussen of in de spier).
F Pathologisch onderzoek is gewenst omdat af en toe een liposarcoom als toevalsbevinding wordt waargenomen, met name bij lipomata groter dan 3 à 5 cm.

1.11

A Er is sprake van een basaalcelcarcinoom (BCC).
B Deze afwijking is zeer zelden levensbedreigend, maar zal vanwege de kans op het optreden van een lokaal recidief radicaal verwijderd dienen te worden.
C BCC kan morfologisch als volgt worden ingedeeld.
   – Nodulo-ulceratief BCC. Dit is eigenlijk het klassieke ulcus rodens, dat aanvankelijk een kleine nodus is, maar naarmate het groeit een centrale ulceratie ontwikkelt.

- Morphaea-type of scleroserend BCC, dat zich meestal presenteert als een vaste, solitaire plaque onder het huidniveau met een glad, glimmend wit-gelig aspect. Ook hier zal bij lang bestaan ulceratie ontstaan na aanvankelijk centrale atrofie, waardoor het lijkt of er een litteken (morphaea) is ontstaan. Doordat de diagnostiek niet eenvoudig is, worden ze vaak pas in een laat stadium herkend. Aggressieve benadering is noodzakelijk omdat gemakkelijk een recidief ontstaat. Hierbij is het probleem dat dit type BCC zich veelal ontwikkelt op cosmetisch lastige plaatsen zoals neus, wenkbrauwen of voorhoofd.
- Superficieel BCC, een oppervlakkig groeiende BCC met een erythemateus en schilferend aspect. Deze vorm wordt voornamelijk op de romp gevonden.
- Gepigmenteerd BCC. Door de pigmentatie van deze laesie is differentiatie van een melanoom soms zeer moeilijk.

Overzicht prognostische factoren BCC
uit: Richtlijn Basaalcelcarcinoom, Ned. Vereniging voor Dermatologie en venereologie, 2009

	laag risico	hoog risico
histologisch groeitype	niet agressief (compact superficieel)	agressief (sprieterig, micronodulair)
lokalisatie	romp	H-zone (ogen, oren, lippen, nasolabiale plooi, neus)
grootte	< 20 mm	> 20 mm
eerdere therapie	primaire tumor	recidief tumor

D Voordeel van chirurgische behandeling is de goede mogelijkheid tot beoordeling op radicaliteit. Voor nodulair groeiende tumoren en kleine tumoren is een marge van 4 mm voldoende. Voor sprieterig groeiende tumoren daarentegen is een ruitvormige excisie met een marge van 10 mm noodzakelijk. Het preparaat moet worden aangeboden voor pathologisch-anatomisch (rand)onderzoek.
Microscopisch gecontroleerde chirurgie volgens Mohs is een methode waarbij de tumor laagje voor laagje wordt verwijderd, net zolang tot microscopisch is aangetoond dat de tumor radicaal is verwijderd. Het is een techniek die weliswaar zeer tijdrovend, maar ook weefselsparend is. Voor primaire en circumscripte basaalcelcarcinomen is deze methode niet noodzakelijk. De gemiddelde vijfjaarsrecidiefkans na excisie is 3 tot 4 procent en na Mohs' chirurgie minder dan 1,5 procent.
E Radiotherapie moet alleen worden toegepast op die plaatsen waar excisie in esthetisch opzicht onaanvaardbare gevolgen zou hebben of wanneer er sprake zou kunnen zijn van een irrradicale excisie. Overigens zou in dat geval ook Mohs' chirurgie te overwegen zijn.

1.12

A Het ligt niet voor de hand dat een eenvoudige verwonding een dergelijk groot granulerend oppervlak tot gevolg heeft. Een plaveiselcelcarcinoom kan eruitzien als een wondje

dat geleidelijk groter wordt. Het is niet altijd gemakkelijk een plaveiselcelcarcinoom in een vroeg stadium te herkennen.
B   Aangenomen moet worden dat hier sprake is van een maligniteit. Mevrouw zal, naar alle waarschijnlijkheid, eens een verwonding hebben gehad, maar het verband dat zij legt is inderdaad onjuist, want het betreft hier een plaveiselcelcarcinoom.
C   De behandeling ervan is een ruime microscopisch radicale excisie, gevolgd door een huidplastiek. De huidplastiek kan onmiddellijk worden aangebracht of nadat de uitslag van het onderzoek op radicaliteit van de excisie bekend is.

1.13

A   Het is een blauw doorschemerende zwelling, die wegdrukbaar is, waarschijnlijk een hemangioom.
B   Met behulp van een puntig voorwerp met een stomp uiteinde is de zwelling geheel weg te drukken (zie foto). Er is dus sprake van een hemangioom.
C   Een eenvoudige huidincisie en het verwijderen van het hemangioom volstaan in dit geval.

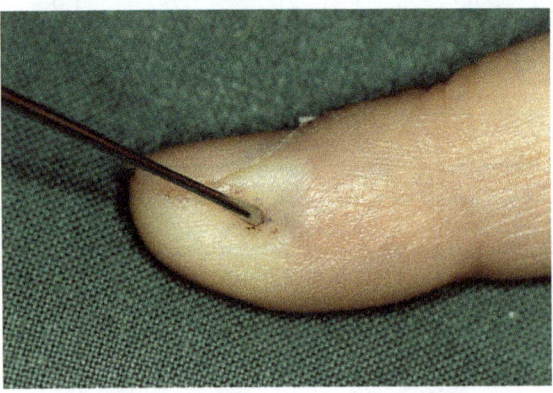

1.14

A   Er is hier sprake van een furunkel.
B   De veroorzaker van deze ontsteking is de *Staphylococcus aureus*.
C   Antibiotica zijn in dit geval niet aangewezen. *Staphylococcus aureus* veroorzaakt een circumscripte ontsteking, die het best chirurgisch te behandelen is. Antibiotica zullen het centrum van het abces niet kunnen bereiken. Daarom is het geven van antibiotica in deze gevallen een kunstfout te noemen.
D   In dit ontstekingsproces zal ten slotte verweking met pusvorming plaatsvinden. Door de druk zal centraal in de huid een necrose optreden die uiteindelijk wordt afgestoten, waarna de pus kan afstromen en de ontsteking zal verdwijnen.
E   Rijping van het abces is te bevorderen door het aanleggen van een diachylonzalfverband. Wanneer eenmaal fluctuatie ontstaat, is met behulp van incisie en drainage de genezing te bespoedigen.

1.15

A Er bestaat een complex regionaal pijnsyndroom type 1 (CRPS-1), ook wel sympathische reflexdystrofie (Südecks dystrofie) genoemd. Daarnaast is er CRPS-2, dat vroeger 'causalgie' werd genoemd. Het kenmerk van CRPS-2 is een aantoonbare laesie van een perifere zenuw.

B In het acute stadium worden bij vrijwel alle patiënten de verschijnselen van een ontstekingsreactie gezien, zoals tumor, calor, rubor, dolor en functio laesa, ofwel de 'warme dystrofie'. Deze gaat bij persisteren ten slotte over in een atrofisch beeld, de 'koude dystrofie', met blauwe verkleuring en koude acra.

C Er zijn drie klinische stadia te onderscheiden.
- Stadium 1, acute fase (1-8 weken na het trauma):
  - pijn in rust, maar vooral bij actieve beweging;
  - rode, warme huid;
  - licht tot matig oedeem;
  - hyperhydrosis.
- Stadium 2, dystrofische fase (1-3 maanden na het trauma):
  - pijn bij actief bewegen, minder rustpijn;
  - toenemend gestoorde functie;
  - nog wel oedeem, maar meer pasteus;
  - roodheid en warmte verminderen en maken plaats voor een bleke/livide verkleuring van de huid;
  - ontwikkelende hypo- of atrofie van de spieren, met versterkte haar- en nagelgroei;
  - röntgenonderzoek: vlekkige atrofie van de botstructuur.
- Stadium 3, atrofische fase (2-6 maanden na het trauma):
  - bijna volledige functie-uitval, zowel actief als passief;
  - bleke, glanzende, koude huid, die soms ook vochtig aanvoelt;
  - spieratrofie en contractuurvorming;
  - röntgenonderzoek: matige tot ernstige diffuse osteoporose.

Diagnostische criteria voor CRPS-1 volgens de International Association for the Study of Pain (IASP)

1 Continu persisterende pijn die in geen verhouding staat tot de ernst van een doorgemaakt letsel.
2 De patiënt dient één symptoom uit elk van de volgende vier symptoomcategorieën te vermelden:
   a sensorisch: hyperesthesie;
   b sudomotorisch of oedemateus: oedeem en/of verandering in zweten en/of asymmetrie (links-rechtsverschillen) in de transpiratie;
   c vasomotorisch: temperatuurasymmetrie en/of huidkleurveranderingen en/of huidkleurasymmetrie;
   d motorisch of trofisch: verminderd bewegingstraject en/of motorische disfunctie (zwakte, tremor, dystonie) en/of trofische veranderingen (haren, nagels, huid).

3 Bij lichamelijk onderzoek dient één teken in twee of meer van de volgende categorieën aanwezig te zijn:
   a sensorisch: bewijs van hyperalgesie (pinpriktest) en/of allodynie (bij lichte aanraking);
   b vasomotorisch: bewijs van temperatuurasymmetrie en/of huidkleurveranderingen en/of -asymmetrie;
   c sudomotorisch of oedemateus: bewijs van oedeem en/of verandering in zweten en/of asymmetrie in de transpiratie;
   d motorisch of trofisch: bewezen afname van bewegingstraject en/of motorische disfunctie (zwakte, tremor, dystonie) en/of trofische veranderingen van haren, nagels of huid.
4 De diagnose wordt verworpen als er condities zijn die een verklaring kunnen bieden voor de mate van pijn en disfunctie.

D Helemaal duidelijk is de pathogenese niet. Mogelijk berust deze op een dysregulatie op spinaal niveau als gevolg van een verstoorde inhibitie van de c-vezels, de niet-gemyeliniseerde dunne vezels van het pijnwaarnemingssysteem. Op cerebrocorticaal niveau leidt deze ontregeling tot een versterkte activatie van de pre- en postganglionaire vezels van het sympathische zenuwstelsel. Daarnaast zal in de getroffen extremiteit, ondanks een sufficiënte arteriële flow en O_2-saturatie, een onvoldoende O_2-dissociatie plaatsvinden met als resultaat een hoger dan normale veneuze zuurstofsaturatie. Daardoor is voor de cellen minder zuurstof beschikbaar. Dit leidt bij spierarbeid snel tot een O_2-tekort en dus tot anaerobe verbranding met verzuring. Dit zou een verklaring kunnen zijn voor de spierinactiviteit. Het is overigens opvallend dat de patiënt bij spieractiviteit gelijktijdig de flexoren en de extensoren aanspant. Het ontstekingsbeeld wordt onderhouden door de hierbij vrijkomende zuurstofradicalen, die celtoxisch zijn. Door het optredende celverval wordt de ontstekingsreactie onderhouden en ontstaat een vicieuze cirkel.
E In Nederland wordt de diagnose bij ongeveer 8000 patiënten per jaar gesteld, voornamelijk bij mensen tussen 40 en 70 jaar (man-vrouwverhouding 1 : 3).
F De behandeling kan in het acute stadium redelijk succesvol zijn. Daarom is tijdige herkenning van groot belang. Een multidisciplinaire benadering staat hierbij op de voorgrond: chirurg, anesthesist, fysiotherapeut, revalidatie-arts.
De behandelingsadviezen wisselen nogal, van vroegtijdige fysiotherapie en begeleiding tot het vangen van O_2-radicalen. Hiertoe zijn in eerste instantie acetylcysteïne, dimethylsulfoxide (DMSO) en mannitol i.v. aan te wenden voor de eerstegraads dystrofie. In de late, koude stadia is nog te proberen de doorbloeding te verbeteren met behulp van calciuminfluxremmers, zoals verapamil (120-240 mg dd) of nifedipine (30-60 mg dd). Bij onvoldoende resultaat valt ook nog een regionale intrasympathische blokkade (risblokkade) van de postganglionaire synapsen met guanethidine te overwegen. De pijn is een ernstig probleem, daar deze veelal niet reageert op de gebruikelijke medicatie. In therapieresistente gevallen kan een transcutane zenuwstimulatie soms uitkomst bieden.
Ten slotte zal een situatie ontstaan waarbij de betrokken extremiteit langdurig afunctioneel is geweest. In dat geval zal een langdurige revalidatie noodzakelijk worden. Desondanks resteert dan vaak toch een zekere invaliditeit.

G De prognose is dus meestal niet zonder meer gunstig te noemen. Het lijkt een 'ontremde' ontstekingsreactie op een trauma. Tijdige herkenning en behandeling zijn van groot belang om de kettingreactie te doorbreken. De psychische veranderingen in de persoonlijkheidsstructuur die dystrofiepatiënten tentoon lijken te spreiden, lijken eerder een gevolg dan oorzaak van het optreden van dit ziektebeeld.

1.16

A Er is hier sprake van een combinatie van een eerstegraads-, een tweedegraads- en mogelijk op een enkele plaats een derdegraadsverbranding.
B Bij de eerstegraadsverbranding is alleen de epidermis betrokken, bij de tweedegraadsverbranding de gehele epidermis en een gedeelte van de dermis, terwijl bij derdegraadsverbranding zowel de epidermis als de dermis zijn betrokken. Bij de eerste twee zijn de zenuwen beschadigd, waardoor pijn ontstaat. Bij de laatste vorm zijn de zenuwen uitgeschakeld en is de pijn opgeheven. Als vuistregel geldt:
– rood + droog + pijn (+ goede refill) = eerstegraads;
– rood + nat + pijn + blaren (+ goede refill) = tweedegraads;
– blaarvorming + erytheem = oppervlakkig tweedegraads;
– beige, bleekrode verkleuring = diep tweedegraads;
– geelwit + droog + analgesie (geen refill) = derdegraads.

De uitgebreidheid is in te delen volgens de 'regel van negen', waarbij grofweg wordt aangenomen dat de handpalm 1 procent van het lichaamsoppervlak vormt (zie figuur).

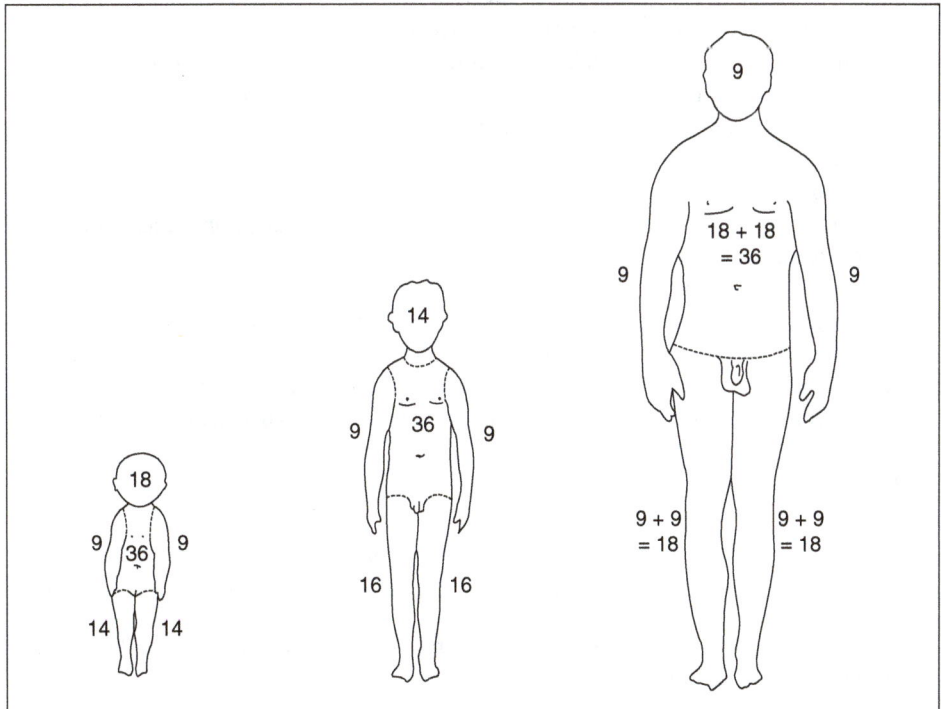

C Behandeling (Rode Kruis ziekenhuis, 2010):
- Eerstegraadsverbranding: behoeft soms helemaal geen therapie of kan eventueel afgedekt worden met vet gaas (unitule). Bestaat er twijfel over de diagnose, dan is het raadzaam bij de behandeling uit te gaan van een tweedegraadsverbranding.
- Oppervlakkige tweedegraadsverbranding:
  - < 2% TVLO (totaal verbrand lichaamsoppervlak): intacte blaren direct leeg puncteren en de huid op de brandwond laten samenvallen, bedekken met unituleverband of Opsite;
  - < 2% TVLO: kapotte blaar verwijderen, bedekken met Opsite, Aquacel, Duoderm, Flammazine;
  - 2-10% TVLO: kapotte blaar verwijderen, bedekken met Aquacel, Flammazine.
- Diep tweedegraads:
  - < 2% TVLO: blaar verwijderen, bedekken met Hydrocolloid/Duoderm, Flammazine;
  - 2-10% TVLO: blaar verwijderen, bedekken met Flammazine.
- Derdegraadsverbranding:
  - < 2 cm doorsnee: bedekken met Duoderm;
  - > 2 cm doorsnee: blaren verwijderen, bedekken met Flammazine, gevolgd door huidtransplantatie.

1.17

A Het betreft hier de ziekte van Von Recklinghausen, omdat deze zwellingen gepaard gaan met pigmentverkleuring van de huid (café au lait-vlekken). De diagnose wordt gesteld op grond van een combinatie van twee of meer maatstaven:
- minstens zes café au lait-vlekken >15 mm;
- twee of meer neurofibromen;
- sproeten (*freckling*) in oksels en liezen;
- pigmentaties in de iris;
- glioom van de n. opticus of n. vagus;
- botafwijkingen in de vorm van een verdunde cortex van de pijpbeenderen of van het os sphenoïdeum;
- eerstegraads familielid met neurofibromatose type 1.

B De afwijkingen in de huid zijn primair van fibroplastische origine, maar bevatten in het algemeen kleine zenuwstammetjes.

C Deze laesies kunnen van tijd tot tijd een sarcomateuze verandering ondergaan. In dat geval zullen ze plotseling in grootte toenemen en vaster aanvoelen, met fixatie aan de huid.

D De behandeling bestaat uit excisie, vooral van die zwellingen die klachten geven.

1.18

A Het betreft hier een keratosis seborrhoïca, een aandoening die vooral bij oudere mensen (vanaf 40 jaar) voorkomt.

B   De afwijking gaat uit van de epidermis en ontstaat vooral in de gebieden die aan de zon zijn blootgesteld.
C   De pigmentvlekken kunnen eenvoudig onder plaatselijke verdoving met een scherpe lepel verwijderd worden. Het in toto afkrabben van de vlek inclusief een ruime marge is daarbij van belang. Ook met cryotherapie (vloeibare stikstof) of met een eenvoudige excisie zijn ze met goed cosmetisch resultaat te verwijderen.

1.19

A   Dit is een karbunkel.
B   Het begint met de ontsteking van een haarzakje die zich snel uitbreidt in de omgeving. Het subcutane weefsel sterft af, met vorming van een aanvankelijk vaste massa en later verweking en verettering. Er ontstaat een honingraat van kleine abcessen die ten slotte conflueren en zich ontlasten via de bovenliggende huidopeningen.
C   Een infectie met *Staphylococcus aureus*.
D   Bij patiënten met een gecompromitteerd afweersysteem: diabetes, zeer slechte voedingstoestand, gebruik van immunosuppressiva, hiv/aids.
E   Onder een antibioticascherm (flucloxacilline) incisie van het abces, necrose verwijderen en zorgen voor een goede drainage.
F   Afhankelijk van de mate van immunosuppressie en mits tijdig adequaat behandeld, is de prognose gunstig.

1.20

A   Er is hier sprake van een traumatische epitheelcyste.
B   Als gevolg van het trauma zijn onder het huidniveau enkele epidurale cellen terechtgekomen, die niet afsterven. Hier heeft zich een kleine haard van prolifererende epitheelcellen gevormd, die ten slotte aanleiding geeft tot een vast aanvoelende zwelling.
C   Excisie, waarmee het probleem dan meestal is opgelost.

1.21

A   Er is hier waarschijnlijk sprake van een etterige lymfadenitis.
B   Differentiële diagnose: hidradenitis, tuberculose, maligne lymfoom.
C   U dient te vragen of er wondjes aan deze extremiteit zijn geweest, waardoor het ontstaan van deze etterige lymfadenitis verklaard kan worden. Deze patiënt had inderdaad circa vijf dagen voor het ontstaan van de afwijking een teen bezeerd. Het wondje was inmiddels genezen.
D   De behandeling van keuze bestaat uit incisie en drainage.
E   Gerichte antibiotica hebben alleen zin indien de patiënt een gecompromitteerd immuunapparaat heeft, zoals bij diabetes.

1.22

A   Een jichtartropathie.
B   Een jichtartropathie wordt veroorzaakt door depositie van uraatkristallen in het synovium en het gewrichtskraakbeen, hetgeen leidt tot een acute ontstekingsreactie met een plotselinge pijnlijke zwelling en roodheid om de aangedane gewrichten. Wanneer dit onbehandeld blijft, kan dit leiden tot een uitgebreide gewrichtsdestructie.
Uraat is een afbraakproduct van het nucleïnezuurmetabolisme dat onder bepaalde omstandigheden, bijvoorbeeld dehydratie (vooral na chirurgie en na chemotherapie), wordt gedeponeerd. Van oudsher is fors alcoholgebruik en het consumeren van rood vlees aangewezen als oorzakelijke factor, maar in de westerse wereld is vooral het gebruik van diuretica eveneens een belangrijke oorzaak.
Deze vorm van artritis wordt in het algemeen in de knie en in de hallux gezien (het pootje), maar kan in elk gewricht optreden. Het is belangrijk om een echte ontsteking met een bacteriële oorzaak uit te sluiten. De diagnose kan gesteld worden door aanwezigheid van een hoog urinezuurgehalte in het bloed, hoewel dit lang niet altijd het geval is. Het eenvoudigst is aspiratie van vocht uit het aangedane gewricht, waarin dan uraatkristallen waargenomen kunnen worden.
C   In de acute fase bestaat de behandeling uit de toediening van indometacine in een betrekkelijk hoge dosis. Ook wordt indometacine gegeven wanneer het toedienen van colchicine niet mogelijk blijkt vanwege het optreden van bijwerkingen. Chronische jicht kan worden behandeld met allopurinol.

1.23

A   Er is een secundaire flegmoneuze ontsteking ontstaan vanuit de krabwondjes, met duidelijke zwelling van het gelaat.
B   De meest voor de hand liggende veroorzaker van een dergelijk ontstekingsproces is óf een streptokok óf een *Pasteurella multocida*.
C   Trombose van de sinus cavernosus.
D   De behandeling dient gericht te zijn op de twee genoemde bacteriën. Voor de streptokok kan penicilline gegeven worden en voor de *Pasteurella multocida* clavulaanzuur met amoxicilline (augmentin).

1.24

A   De verschijnselen wijzen op bevriezing van de vingers en/of de hand ('trash fingers').
B   Bevriezing ontstaat door langdurige blootstelling aan koude. In dit geval droeg de man vingerloze handschoenen, waardoor voornamelijk de vingers zijn aangedaan. De ziekelijke veranderingen van de vingers zijn ten dele ontstaan door het mechanische effect van ijskristalvorming in de weefsels en anderzijds door microvasculaire occlusie.
C   Opwarmen is de effectiefste methode om in potentie nog vitaal weefsel te behouden. Ondanks het dramatische aspect, moet de initiële behandeling volledig conservatief zijn met het toedienen van adequate pijnstilling. De blaren moeten zo veel mogelijk intact gelaten worden teneinde in een zwarte korst te kunnen indrogen. Vaak zullen

de korsten op een gegeven moment loslaten van een gezonde, normale huid. Alleen die laesies die door hun circulaire vorm een strangulerend effect hebben, moeten worden ingesneden om een distale vingernecrose te voorkomen. Het is belangrijk de hand droog en schoon te houden om zodoende de kans op infectie te verminderen. Antibiotica zijn slechts dan gericht geïndiceerd wanneer een infectie bestaat of wanneer de bevriezing is ontstaan bij een open wond.

2 Hoofd, hals

2.1

A   Het betreft hier een laterale halscyste (branchiogene cyste), die op jongvolwassen, maar ook wel oudere leeftijd voorkomt. Dit in tegenstelling tot de zogenaamde laterale halsfistel (branchiogene fistel), die eigenlijk al bij de geboorte aanwezig is. De typische plaats van deze zwelling is vóór de m. sternocleidomastoïdeus, bij de kaakhoek.

B   In dit geval is de veelvoorkomende complicatie ontsteking opgetreden. Bij pathologisch-anatomisch onderzoek blijkt de cyste vaak omgeven te zijn door een laag lymfadenoïde weefsel. Dit doet vermoeden dat de cyste is ontstaan uit kieuwboogepitheel dat gedurende de ontwikkeling voor de geboorte ingesloten is in lymfoïde weefsel. Daarom wordt het ook wel een lymfo-epitheliale cyste genoemd. De ontsteking van de lymfoïde schil is een proces dat meespeelt bij een regionale lymfadenitis. De kans op deze ontsteking vormt een sterke indicatie voor chirurgische behandeling.

C   Een eenvoudige incisie zal meestal resulteren in de ontwikkeling van een fistel. Anderzijds, wanneer een abces is opgetreden, kan incisie de eerste stap zijn om de ontsteking tot rust te brengen voordat tot een definitieve chirurgische behandeling wordt overgegaan.

D   De cyste ontwikkelt zich uit de resten van meestal de tweede en derde kieuwboog en is bekleed met meerlagig plaveiselcelepitheel. De cyste kan een verbinding hebben met de laterale farynxwand.

E   Laterale halstumoren zijn als volgt in te delen.
– Enkelvoudig:
  - zwellingen van de speekselklier;
  - tumor van de sinus caroticus;
  - branchiogene zwellingen;
  - neurofibromen, lipomen;
  - struma.
– Multipel:
  - lymfomen;
  - tuberculeuze adenitis;
  - nodulaire schildklier;
  - carcinoommetastasen;
  - hygroma colli cysticum.

Differentiatie hiertussen is mogelijk met gebruikmaking van de non-invasieve Duplex-scanning. Ook kan een cytologische punctie gedaan worden, waarbij in het geval van een laterale halscyste bruin, troebel vocht zal worden verkregen. Wordt hiervan een uitstrijk gemaakt, dan zal onder de microscoop een varenachtig patroon waargenomen kunnen worden, dat het gevolg is van cholesterolkristallen.

F De behandeling van keuze bestaat uit het tot rust laten komen van een eventuele ontsteking en daarna de excisie van de gehele cyste.

2.2

A Aangezien het hier een langzaam groeiende zwelling betreft, is de meest waarschijnlijke diagnose een menggezwel (pleomorf adenoom), uitgaande van de glandula parotis. De naam verwijst naar het naast elkaar voorkomen van epitheel, slijmvliesweefsel en kraakbeen.
B De diagnose kan bevestigd worden door middel van:
  – echografie;
  – cytologische punctie.
C De andere meest voorkomende tumor in dit gebied is het adenolymfoom (*Warthin's tumor*), terwijl de kwaadaardige gezwellen van de parotis, namelijk *muco-epidermoïd carcinoma, acinic cell carcinoma, adenoïd cystic carcinoma (cylindroma)* of een zuiver adenocarcinoom, veel minder frequent optreden. Een plaveiselcelcarcinoom en een ongedifferentieerd carcinoom komen zelden voor.
D Uitval van de n. facialis is een aanwijzing voor het bestaan van een maligniteit.
E Een pleomorf adenoom is in het algemeen benigne, maar wel met een neiging om lokaal te recidiveren. Daarom zal een eenvoudige enucleatie in 5 tot 50 procent van de gevallen gevolgd worden door een recidief. Dit vormt een reden waarom een paroditectomie, oppervlakkig of totaal, afhankelijk van de lokalisatie van het adenoom, de beste behandeling is voor deze afwijking.
Daarnaast zijn er een aantal redenen waarom de operatieve behandeling de voorkeur verdient:
  – het risico op maligne verandering is ongeveer 10 procent;
  – de tumor wordt geleidelijk groter, waardoor de operatie moeilijker wordt;
  – ofschoon bij het preoperatieve onderzoek (punctie) de tumor benigne lijkt, wordt na verwijdering toch ook wel een maligniteit gevonden.

2.3

A Er is hier sprake van een koud abces in de nek als gevolg van een tuberculeuze lymfadenitis.
B Met name bij patiënten van allochtone afkomst moet hieraan gedacht worden, vooral wanneer zij (recent) hun thuisland bezocht hebben.
C Acute lymfadenitis. Deze voelt echter veel warmer aan, geeft meestal roodheid en is veel pijnlijker.
Branchiogene cyste, maar de gepresenteerde zwelling lijkt achter de m. sternocleidomastoïdeus te liggen. Branchiogene cysten liggen er altijd vóór.
D Het abces zal door de huid heen breken en aanleiding geven tot een chronische tuberculeuze sinus. In dit geval is de afwijking door langdurige behandeling met tuberculostatica tot rust gebracht en ten slotte verdwenen.

2.4

A   Dit is een cyste in de ductus thyroglossus, ook wel mediane halscyste genaamd. Deze kan op elke leeftijd voorkomen, van heel jong tot oud.
B   De zwelling beweegt omhoog wanneer de patiënt de tong uitsteekt, doordat de ductus thyroglossus begint in het foramen caecum, achter op de tongbasis. De ductus thyroglossus verloopt van deze plaats via het os hyoideum naar de isthmus van de schildklier.
C   De schildklier ontwikkelt zich vanuit het foramen caecum achter op de tongbasis en daalt af naar zijn uiteindelijke positie. De cysten worden gevormd in de embryologische resten van deze ductus thyroglossus en de ductus blijft dus vastzitten aan de basis van de tong.
D   Een schildklier op de tongbasis, een fistel van de ductus thyroglossus, een zogenaamde lobus pyramidalis vastzittend aan de isthmus van de schildklier en een retrosternale schildklier wanneer de schildklier tot onder zijn normale plaats afdaalt in het mediastinum superius.
E   Alvorens tot operatieve behandeling over te gaan, moet vooral bij kinderen eerst met behulp van een echo of een radioactieve-isotopenscan worden vastgesteld dat de schildklier normaal is en zich op de juiste plaats bevindt. Hierna kan de cyste chirurgisch verwijderd worden. Daarbij moet eventueel de rest van de nog aanwezige ductus thyroglossus ook verwijderd worden om een recidief te voorkomen. Dit kan met zich meebrengen dat ook een stukje van het tongbeen en eventueel een streng tot in de tongbasis meegenomen moeten worden.

2.5

A   Het gaat hier om een ranula.
B   Hippocrates vergeleek deze zwelling met de buik van een kikker (Rana esculenta). Het is een cysteuze degeneratie van een sublinguale speekselklier.
C   Een duidelijke translucente, pijnloze zwelling, gelegen aan één zijde van het frenulum linguae. Wanneer deze erg groot wordt, kan de afwijking onder de mandibula tot in de hals reiken.
D   Aspiratie kan helpen ruimte te maken, hetgeen gunstig is. Bezwaarlijk is dat de inhoud zeer geleiachtig kan zijn, hetgeen aspiratie bemoeilijkt.
E   Complete excisie is eigenlijk de eerste behandelingskeuze. Aangezien de laesie kan barsten voordat de dissectie compleet is, wordt vaak een marsupialisatie (afsnijden van het dak van de cyste) uitgevoerd, hetgeen op zich geen slechte behandeling hoeft te betekenen. Hierna volgt hechten van de randen van de cyste in de mondbodem. Dit geeft meestal aanleiding tot een recidief.
F   De ductus mandibularis van Wharton (afvoergang van de glandula submandibularis), die af en toe dwars door de cyste loopt.

2.6

A   Gezien de anamnese zou hier best sprake kunnen zijn van lymfekliermetastasen, voortkomend bijvoorbeeld uit een maagcarcinoom.

B Bij navragen blijkt dat de patiënt al lange tijd een slechte eetlust heeft en flink veel gewicht verloren heeft. Hij wijt dit aan het feit dat zijn vrouw nog niet zo lang geleden is overleden.
C Een oesofagogastroscopie. Toen die bij deze patiënt werd uitgevoerd, bleek het antrumgedeelte van de maag voor driekwart van zijn circumferentie gevuld te zijn met een grijsachtige, breekbare polypoïde tumor. De tumor bloedde gemakkelijk wanneer hij door de endoscoop werd aangeraakt. De endoscoop kon de tumor niet passeren naar het duodenum. Het proximale gedeelte van de maag was atonisch, maar verder normaal van uiterlijk. De endoscopist meende dat de maag dorsaal gefixeerd was, daar die niet te bewegen was.
D Tumoren die van de maagmucosa uitgaan, zijn eigenlijk altijd kwaadaardig, hoewel zij een grote variatie in klinisch gedrag vertonen. De diffuse vorm, waaronder linitis plastica, verspreidt zich snel door alle lagen van de maagwand en heeft een slechte prognose.
E Merkwaardigerwijs komt het maagcarcinoom in de westerse wereld steeds minder voor. Er bestaat een zeer grote variatie in incidentie in verschillende delen van de wereld. Maagcarcinomen komen vaker voor bij mannen en de leeftijdpiek ligt tussen 70 en 80 jaar. Vermoedelijk spelen omgevings- en dieetfactoren een rol. De erkende risicofactoren voor het ontwikkelen van een maagcarcinoom zijn:
   – atrofische gastritis met meta- en dysplasie;
   – pernicieuze anemie;
   – voorafgaande maagresectie;
   – adenomateuze poliepen;
   – het hebben van bloedgroep A.

3 Thorax, mamma

3.1

A Er is hier sprake van een eczemateuze verandering van de tepel met een klein bloedkorstje in het centrum.
B Het feit dat de eczemateuze verandering eenzijdig is en niet gevoelig is voor dermatologische behandeling en bovendien voorkomt bij een vrouw van 62 jaar, maakt de diagnose ziekte van Paget van de tepel de meest waarschijnlijke. Incidentie: zeldzaam.
C Chronisch eczeem, goedaardig intraductaal papilloom, basaalcelcarcinoom, M. Bowen.
D Los van het klinische beeld kan de ziekte van Paget onderscheiden worden van een eenvoudig eczeem door een stansbiopt. De waarde van de cytologische diagnostiek is beperkt. Het is verstandig om elke eczemateuze of jeukende laesie van de tepel aan M. Paget toe te schrijven tot het tegendeel bewezen is.
E Typisch voor deze afwijking is dat bij pathologisch onderzoek in het aangedane gebied grote gevacuoliseerde cellen met een halo-uiterlijk en ronde, atypische, donkere kernen worden waargenomen. Deze worden vaak Pagetcellen genoemd.
F Bij *Paget's disease of the nipple* migreren de Pagetcellen vanuit een onderliggend intraductaal carcinoom (DCIS) langs de basale membraan naar de epidermis van het tepeloppervlak. De echte tumor is vaak niet palpabel.
G Aanvankelijk zal de tumor zich beperken tot de tepel, maar vervolgens uitgroeien in de areola. Bloederige vochtafscheiding is soms een eerste teken. Jeuk, pijn en een schrijnend gevoel zijn vaak andere eerste tekenen. In eerste instantie is vaak geen tumor palpabel, in voortgeschreden gevallen wel.
H Naast een stansbiopt is het van groot belang een mammografie te maken om clusters suspecte microcalcificaties te ontdekken (in ca. 60% van de gevallen) en een echografie van het gebied achter de tepel te verrichten. De behandeling dient volgens de richtlijnen van het mammacarcinoom plaats te vinden.

3.2

A Unilaterale gynaecomastie.
B Oorzaken:
  – Idiopathisch.
  – Fysiologisch, bijvoorbeeld bij pasgeboren baby's, in de puberteit of op bejaarde leeftijd.
  – Pathologisch, bij een verhoogde oestrogeenspiegel: syndroom van Klinefelter, bijnierhyperplasie, testistumoren, ectopische afscheiding uit tumoren (bijv. van een bronchustumor) en leverinsufficiëntie. Bij een verminderde androgene productie: testisatrofie, anorchisme, syndroom van Klinefelter, mazelen of lepra.

- Farmacologisch, zoals beschreven bij het gebruik van fenothiazinederivaten, methyldopa, spironolactonen, digitalis, cimetidine, metoclopramide en oestrogenen.
- Bij de oudere man moet u altijd denken aan het bestaan van een mammacarcinoom.

C Bij een eenmaal gestelde diagnose zal de voornaamste behandeling gericht zijn op de etiologische factor. Wanneer de oorzaak idiopathisch of fysiologisch is en de patiënt geen klachten heeft, of cosmetische bezwaren als gevolg van de afwijking, dan hoeft in principe geen behandeling te volgen; vele unilaterale gynaecomastieën verdwijnen spontaan, vooral die welke optreden in de puberteit. In de andere gevallen verdient een subcutane mastectomie de voorkeur, meestal via een boogvormige incisie in de areola.

3.3

A Er is hier sprake van een zogenaamde 'peau d'orange'. Deze treedt op wanneer door tumorgroei de lymfebanen van de huid geblokkeerd raken en huidoedeem ontstaat.
B Om vast te stellen of de tumor vastzit aan de huid moet de patiënte de armen heffen door de handen op het hoofd te leggen of door voorover te buigen. Bestaat er een vergroeiing met de huid, dan is in dat gebied een intrekking te zien. Ook zal de tepel met de heffende arm mee omhooggaan. Om vast te stellen of de tumor tekenen van vergroeiing met de onderlaag vertoont, moet de patiënte de hand stevig in de zij drukken en dan de mamma met tumor in twee richtingen bewegen: in het verloop van en loodrecht op de m. pectoralis. Wanneer er een vergroeiing met de spier is opgetreden, zal dit niet goed mogelijk zijn.
C Gezien het feit dat hier sprake is van een peau d'orange, is er sprake van een T4-tumor.
D Er moet nog onderzocht worden of er palpabele lymfeklieren zijn, zowel axillair als infra- en supraclaviculair. In ongeveer 50 procent van de gevallen zijn bij dit type tumor okselkliermetastasen te verwachten.
E Mammografie, echografie, cytologische punctie of weefselbiopsie. Dit laatste kan geschieden met behulp van een 'trucut'-naald. Verder zal MRI van de mamma plaatsvinden en, gezien de locoregionale uitgebreide ziekte, vaak stadiëringsonderzoek.

3.4

A Op deze mammografie zijn microcalcificaties zichtbaar.
B Deze zijn in het algemeen zeer suspect voor het bestaan van een mammacarcinoom of een ductaal carcinoma in situ.
C Er dient een dikkenaaldbiopsie plaats te vinden nadat de afwijking precies is gelokaliseerd. Dit kan op twee wijzen geschieden:
- door middel van echografie wanneer het een echodense laesie is;
- door middel van een stereotactisch biopt.

D Voor de behandelingsmogelijkheden wordt verwezen naar de richtlijnen voor mammacarcinoom.

3.5

A Een spleet in de tepel als uiting van een ingetrokken tepel.
B Een mastitis uitgaande van de tepel.
C Waarschijnlijk een geïnfecteerde verwijde melkgang (ductectasie) achter de tepel.
D Allereerst zal moeten worden overgegaan tot aspiratie van het abces, ondersteund door antibiotica. Bij onvoldoende effect van (herhaalde) aspiratie is incisie en drainage aangewezen.

3.6

A Er is sprake van een mastitis puerperalis.
B De laatste tijd wordt (naar voorbeeld van wat in de Angelsaksische landen wordt gedaan) vaak de voorkeur gegeven aan (herhaalde) echogeleide aspiratie en eventueel antibiotica. Bij onvoldoende resultaat kan onder algehele anesthesie over het gebied van de fluctuatie een incisie gegeven worden, waarna met de vinger naar binnen wordt gegaan en de abcesholte wordt gedebrideerd. Meestal worden multipele schotten gevonden. Vaak is een contra-incisie noodzakelijk met plaatsing van een handschoendrain.

3.7

A Er is sprake van een trechterborst (pectus excavatum), die het typische beeld heeft van een gedeprimeerd sternum bij iemand die vaak een wat asthenisch uiterlijk heeft en met de schouders naar voren staat.
B De oorzaak wordt vaak veelal gezocht in afwijkingen of tractie door het diafragma of door een ligament tussen sternum en wervelkolom. Dergelijke afwijkingen worden bij de operatie in feite nooit gevonden. Zeer waarschijnlijk is het oorzakelijk mechanisme een disproportionele groei van de osteocartilagineuze structuren van de thoraxwand.
C De afwijking is congenitaal en is meestal bij de geboorte aanwezig, maar niet in ernstige vorm. Gedurende de groei van het kind en vooral gedurende de groeispurt tijdens de puberteit neemt de afwijking in duidelijkheid sterk toe.
D Door middel van een CT-scan (zie de figuren B en C) is de ernst van de depressie van het sternum duidelijk maken, alsmede de positie van het hart in de thorax, dat naar links verdrongen is. Hieruit is de afname van het uithoudingsvermogen te verklaren. Ook zou paroxismaal boezemfibrilleren hiervan het gevolg kunnen zijn. Beschreven wordt dat dit lastige fenomeen door middel van operatieve correctie van de thoraxwand zal verdwijnen. In onze ervaring is dit echter niet het geval.
E Behandelingsmogelijkheden zijn de volgende.
   – Conservatief: door middel van fysiotherapie en houdingsverbetering wordt getracht te corrigeren, helaas uiteindelijk zonder resultaat.
   – Operatief:
      a Het subcutaan aanbrengen van een silastic mal zodat de diepe kuil verdwijnt; de afwijking op zich blijft dan onveranderd bestaan.
      b Subperichondrale resectie van alle ribkraakbeen, waarna de aanhechting van het perichondrium aan het sternum wordt losgeknipt, het sternum naar voren

wordt gebogen door middel van een osteotomie aan de achterzijde ter hoogte van het manubrium. Het sternum komt te rusten op een Kirschner-draad of een teflon spalk (zie figuur A). Met deze laatste techniek kunnen goede resultaten worden bereikt, tot 80 procent. Het aantal recidieven bedraagt ongeveer 5 procent.

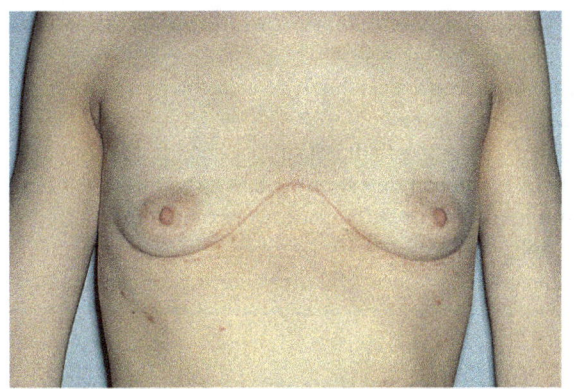

A

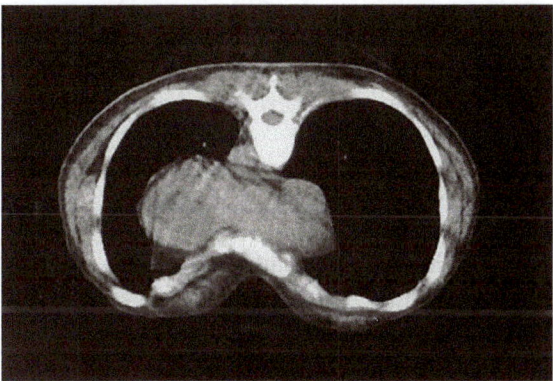

B

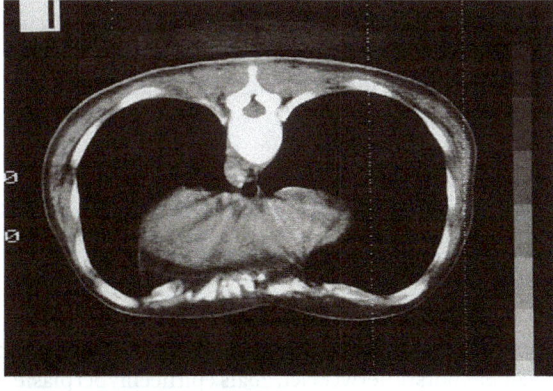

C

3.8

A Dit is een pectus carinatum ofwel kippenborst.
B De typische klacht is dat jongelui met deze afwijking – het zijn meestal jongens – zich niet meer durven te verkleden in openbare kleedkamers van sportverenigingen of zwembaden.
C Deze afwijking komt minder vaak voor dan de trechterborst. De ratio pectus carinatum en pectus excavatum is 1 : 8.
D Ook hier is de oorzaak gelegen in abnormale groei van het ribkraakbeen. Dat kan soms zeer asymmetrisch zijn en bizarre vormen aannemen.
E De behandeling bestaat, net als bij de trechterborst, uit het subperichondraal verwijderen van het ribkraakbeen van de derde tot en met de zevende rib, waarbij opvalt dat het ribkraakbeen vaak over het sternum heen is gegroeid. Ook dit wordt verwijderd. Hierna wordt het perichondrium gereefd, zodat het sternum strakgetrokken wordt. De resultaten zijn in het algemeen uitstekend en leiden slechts bij uitzondering tot een recidief.

3.9

A Mammografie en echografie van de borst. Op de mammografie wordt een maligne aspect van de borstklier gevonden met multipele microcalcificaties en een verdikte huid. Echo-onderzoek levert een verhoogde flow in de mamma op, suspect voor maligniteit.
B De diagnose is een mastitis carcinomatosa.
C Deze afwijking komt betrekkelijk zelden voor (4% van alle mammacarcinomen) en is een agressieve vorm van het mammacarcinoom.
D Een dikkenaaldbiopsie levert de diagnose en er zal echografisch gezocht moeten worden naar lymfekliermetastasen en naar metastasen op afstand, omdat al in een vroeg stadium een uitgebreide invasie van lymfe- en bloedvaten optreedt. Tevens zal een MRI plaatsvinden.
E Zijn er geen metastasen op afstand aantoonbaar, dan zal na een goede respons op chemotherapie alsnog een amputatie verricht worden, gevolgd door radiotherapie. Is er geen respons op chemotherapie, dan zal radiotherapie plaatsvinden. In het geval van bestaande metastasen zijn chemotherapie en radiotherapie aangewezen.
F De prognose is matig. Een combinatiebehandeling met moderne chemotherapie, chirurgie en radiotherapie zal de prognose echter verbeteren.

3.10

A Mastopathia fibrocystica (mastopathie).
B Mammografie, echografie en eventueel trucut cytologische punctie.
C De cyclische hormoonwisselingen geven in wisselende mate aanleiding tot proliferatieve en involutieve veranderingen van het borstklierweefsel, zoals epitheelhyperplasie (adenosis) en bindweefselproliferatie (fibrosis). Later worden deze in de regel gevolgd door degeneratieve veranderingen in de vorm van cysten. Dit is een veelvoorkomende afwijking, die onschuldig is.

D Het komt voor bij vrouwen met ovariële activiteit, maar vooral tussen het 25e en 45e levensjaar.
E Het bovenste buitenkwadrant en de laterale okseluitloper van de mamma is de plaats waar deze afwijking het meest wordt gevonden.
F Dit kan voor veel vrouwen een zeer hinderlijke afwijking zijn die veel pijnklachten kan veroorzaken. De behandeling zal in eerste instantie gericht zijn op geruststelling; het betreft een onschuldige aandoening zonder verhoogd risico op het ontstaan van een mammacarcinoom. In het geval van een cyste maakt een diagnostische aspiratie van het cystevocht, dat vaak een bruinig aspect heeft, tevens deel uit van de behandeling. Verder zal de behandeling symptomatisch zijn, dat wil zeggen met pjinstilling.

3.11

A Een veranderde stand van de tepel ten opzichte van links, duidend op een mammacarcinoom.
B Door het laten heffen van de armen boven het hoofd zal deze afwijkende bevinding sterker worden (zie foto).
C Onderzoek van de oksel en de supra- en infraclaviculaire ruimte. Daarnaast radiologisch onderzoek en cytologische punctie en/of trucutbiopsie, met name voor de bepaling van de hormoonreceptoren.
D Indien de patiënte vitaal genoeg is om een (beperkte) operatie te kunnen doorstaan, verdient dit waarschijnlijk de voorkeur. Daarnaast is primaire hormonale behandeling een goed alternatief.

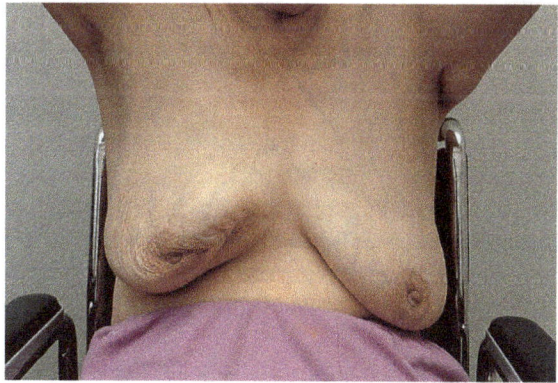

4 Abdomen, liezen

4.1

A Zichtbare peristaltiek, ook wel *Darmsteifung* genaamd.
B Door op de buikwand te kloppen of door iets kouds op de buikwand te spuiten is het verschijnsel op te wekken.
C Er is hier sprake van een chronische ileus; het ladderachtige patroon en de positie van de uitgezette darmlissen zijn klassiek voor een distale dunnedarmobstructie.
D De ileus kan geclassificeerd worden naar lokalisatie in het desbetreffende darmdeel – dus hoog of laag. Daarnaast kan de ileus geclassificeerd worden naar lokalisatie in de darmwand:
  – Dynamisch:
    • paralytisch (postoperatief of bij peritonitis);
    • spastisch (medicamenten, tabes dorsalis, loodkolieken).
  – Mechanisch; de oorzaak ligt:
    • buiten de darm: strangulatie;
    • in de darmwand: obstructie;
    • in het lumen: obturatie.
E De oorzaken van een mechanische ileus kunnen als volgt worden ingedeeld.
  – Bij laesies buiten de wand: breuken, inwendige herniae zoals adhesies (zoals bij deze patiënt), volvulus.
  – Bij oorzaken in de darmwand: strictuur als gevolg van de ziekte van Crohn, lymfoom, doorgemaakte ontsteking zoals diverticulitis, darmtumoren (zowel benigne (Peutz Jeghers) als maligne (carcinoom)), non-hodgkinlymfoom, stricturen als gevolg van diverse andere oorzaken (bijv. een chirurgische anastomose), intussusceptio.
  – Bij oorzaken in het lumen: galsteenileus, vreemde lichamen (zoals sinaasappelschillen), na een partiële maagresectie, kluwen spoelwormen, haarballen (trichobezoar).

4.2

A Een laterale liesbreuk die gaat tot in het labium majus.
B/C Differentiële diagnostiek:
  – Cyste van Nuck; deze is glad fluctuerend, aan de onderlaag gefixeerd en translucent.
  – Hernia femoralis; deze verschijnt onder en lateraal van het mediale einde van het ligamentum inguinale en reikt in het algemeen niet tot in het labium majus.
  – Mediale liesbreuk, maar deze gaat niet tot in het labium majus.
D De man-vrouwratio bij een hernia inguinalis is 20 : 1; bij een hernia femoralis is de man-vrouwratio 1 : 3.

E De behandeling bestaat uit een breukzakresectie en een Lichtensteinplastiek, of een laparoscopische liesbreukcorrectie (TEP).

4.3

A De juiste naam is een hernia parumbilicalis, aangezien deze herniae net boven of net onder de navel optreden en eigenlijk nooit rechtstreeks erdoorheen.
B Bijna altijd is de breuk gevuld met omentum. Grote herniae kunnen het colon transversum en/of dunne darm bevatten.
C Deze hernia kan inderdaad hinderlijk zijn, daar er een nauwe breukpoort is. Net zoals bij de hernia femoralis kan deze irreponibel zijn en er kan zelfs strangulatie van een stukje buikvet darm (zeldzaam) optreden.
D Een congenitale navelbreuk als gevolg van een onvolledige sluiting van het navellitteken.
E De congenitale navelbreuk komt wel direct in de navel uit. De overgrote meerderheid sluit zichzelf gedurende het eerste levensjaar en behoeft geen actieve behandeling.

4.4

A Dit is een littekenbreuk (hernia cicatricialis).
B Deze is ongevaarlijk, aangezien er in het algemeen een ruime breukpoort bestaat, waardoor het optreden van een strangulatie in feite zeldzaam wordt.
C De etiologische factoren zijn als volgt te verdelen.
   – Preoperatief: bijvoorbeeld uremie, eiwitdeficiëntie, vitamine-C-deficiëntie, opgezette buik, chronisch hoesten (COPD).
   – Peroperatief: onvoldoende techniek, hechtmateriaal met een te geringe treksterkte, slechte conditie van de buikwand.
   – Postoperatief: hoesten, distensie van de buik, diepe wondinfectie of hematoom.
D Behandelmogelijkheden:
   – Operatief: bij goede conditie van de patiënt en veel klachten. Meestal zal een plastiek met behulp van een kunststofmat laparoscopisch uitgevoerd worden, via een minimale toegang.
   – Conservatief: breukband. Het bezwaar is wel dat de breuk blijft bestaan, met een neiging groter te worden.
E Het bezwaar van de operatieve correctie is naast het soms forse operatierisico een grote kans op recidief, tot meer dan 20 procent.

4.5

A De melaninevlekken op de lippen van deze patiënt wijzen op het syndroom van Peutz-Jeghers. Dit is een zeldzame erfelijke aandoening. Dit syndroom is dominant erfelijk, dat wil zeggen dat kinderen van iemand met het Peutz-Jeghers-syndroom 50 procent kans hebben om de aandoening van hun ouder te erven. Het Peutz-Jeghers-syndroom komt bij jongens en meisjes voor. De ziekte is gekenmerkt door in grootte variërende melaninevlekken rond de mond, op de lippen en op het mondslijmvlies, en poliepen vooral in de dunne darm. Ze kunnen echter ook voorkomen in de dikke darm, de maag en de neus. Het aantal poliepen kan per patiënt verschillen.

B Deze ziekte gaat gepaard met polypoïde hamartomen van de dunne darm. De poliepen kunnen aanleiding geven tot een intussusceptio, die gepaard gaat met buikpijn, opzetting en af en toe wat bloederige ontlasting. Soms is occult bloedverlies aanwezig, soms zelfs met aanvallen van melaena.

C Deze melaninevlekken zijn ook te vinden aan handpalmen en de voet.

D Vanwege de poliepen hebben mensen met het Peutz-Jeghers-syndroom een verhoogde kans op (darm)kanker. Tumoren in de dunne darm komen het meest voor. Daarnaast hebben mensen met dit syndroom op latere leeftijd meer kans op het krijgen van tumoren elders in het spijsverteringskanaal. Ook tumoren in de baarmoeder, eierstokken, borst en longen komen voor.

Ook kunnen de poliepen soms zo veel bloedverlies veroorzaken dat een transfusiebehoefte ontstaat.

E Wanneer er sprake is van een intussusceptio, zoals bij deze patiënt, zal de behandeling een operatie inhouden om de invaginatie op te heffen (zie foto).

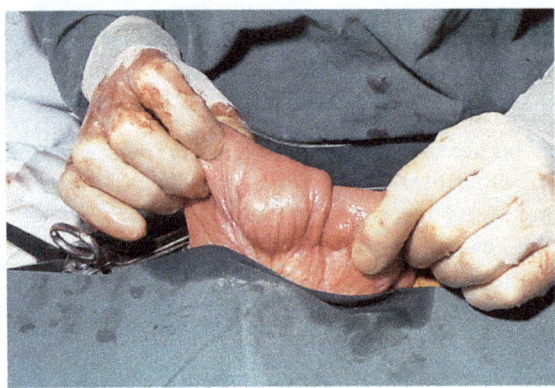

4.6

A Icterus treedt op wanneer de weefsels gekleurd zijn door bilirubine. Klinisch is dit waarneembaar bij een bilirubineserumspiegel > 35 mmol/l.

B Als oorzaken zijn te onderscheiden:
   prehepatisch: hemolytische stoornissen;
   hepatisch: door lever(cel)ziekte of -destructie;
   posthepatisch: oorzaak in het lumen (galstenen, galtrombi bij overgevoeligheid voor fenothiazine), in de wand (congenitaal, traumatische strictuur, galwegtumor) of uitwendige compressie van de galwegen (pancreastumor, pancreatitis).

C Aangezien hier sprake is van een symptoom van Courvoisier (pijnloze icterus in combinatie met een palpabele galblaas) is een afsluitingsicterus op basis van een pancreastumor (zes maanden geleden een diabetes ontwikkeld) de meest waarschijnlijke diagnose.

D Met behulp van een echografie kan worden vastgesteld dat er een vergrote galblaas en eventueel uitgezette galwegen bestaan, alsmede een tumor in de pancreaskop. Met een

CT-scan zijn deze uitslagen nog nader te bevestigen, met eventueel aanwijzingen voor ingroei in de vena portae. Met MRCP kan dan een beeld gevormd worden van de mate en de uitgebreidheid van de stenose in de ductus choledochus. MRCP (magnetische resonantie cholangiopancreaticografie) is een MRI-scan van de galwegen en de alvleesklier. Ook kan met een ERCP (endoscopische retrograde cholangiopancreaticografie) eventueel een stent in de ductus choledochus geplaatst worden om een afvloedmogelijkheid voor het afgesloten galwegsysteem te doen ontstaan (zie antwoord G).

E Aangezien hier een grote pancreastumor bestaat (zie de afgetekende zwelling op de foto in de casus), zal er curatief niet veel voor de patiënt te bereiken zijn en bestaat er dus geen duidelijke indicatie voor een operatieve behandeling.

F De volgende mogelijkheden staan palliatief ter beschikking: choledochoduodenostomie, choledochojejunostomie en cholecystojejunostomie. Dit laatste indien de tumor te groot is om nog goed een choledochoduodenostomie dan wel een choledochojejunostomie aan te leggen. Bij deze operatie kan ook altijd een gastro-enterostomie plaatsvinden omdat de patiënt, bij afleiding van de gal, langer in leven blijft en de tumor kan doorgroeien, met als resultaat het dichtdrukken van het duodenum en passagestoornissen.

G Door een stent in de ductus choledochus met behulp van een ERCP kan een goede afvloedmogelijkheid van gal naar de darm worden bewerkstelligd.

H De prognose is slecht, gemiddeld ongeveer zes maanden.

4.7

A Er bestaat hier naar alle waarschijnlijkheid een maagstompcarcinoom.

B Op de foto is een duidelijke uitsparing in het lumen van de maag vlak bij de gastrojejunostomie waarneembaar.

C Een gastroscopie. In dit geval werd een stricturerende tumor zichtbaar, vlak bij de anastomose van maag en jejunum. Biopten lieten een slijmvormend adenocarcinoom zien. Verdere diagnostiek bestaat uit een CT-scan van thorax en abdomen om de mate van locoregionale en thoracale metastasering vast te stellen.

D Een laparotomie is inderdaad wenselijk om te proberen de tumor te verwijderen, zodat voorkomen wordt dat de tumor blijft doorbloeden. Tevens wordt zo de stenose opgeheven en is er een kans op curatie.

E De meeste carcinomen ontstaan ter hoogte van de anastomose ten gevolge van duodenogastrische reflux van voornamelijk galzuren. Door deze duodenogastrische reflux ontstaan chronische gastritis en atrofie van de maagmucosa, resulterend in een hypochloorhydrie en een verhoogde pH, waardoor bacteriën de maagstomp koloniseren. Ook een goed uitgevoerde stamvagotomie en partiële maagresectie zal een achylie bewerkstelligen, die leidt tot een atrofisch maagslijmvlies dat gevoelig is voor carcinomateuze verandering.

De kans op het ontwikkelen van een restmaagcarcinoom twee tot drie decades na partiële maagresectie bedraagt 1,1 tot 10 procent.

F De prognose van deze afwijking is in het algemeen zeer ongunstig (2% vijfjaarsoverleving).

4.8

A Op de foto zijn enkele divertikels te zien en er is een contraststreep buiten de contouren van het colon. Ook bestaat er een spastisch gebied in het colon sigmoideum.
B Colovesicale fistel op basis van doorgemaakte diverticulitis.
C Onderzoek:
   – Urine-onderzoek. Hierbij werden duidelijk tekenen van urineweginfectie gevonden, met als pathogeen micro-organisme een *E. coli*.
   – Cystoscopie liet vlokkerige urine zien. Er bestond geen residu na mictie. In fundo aan de achterwand een rood oedemateus gebied.
   – Sigmoïdoscopie: de scoop liep vast bij een concentrische vernauwing van het lumen met glad slijmvlies. Het gebied waar het om ging werd niet bereikt.
   – CT-scan: colovesicale fistel, waarschijnlijk op basis van diverticulitis.
D Behandeling:
   – Conservatief. Die zal echter nooit leiden tot sluiten van de blaas-colonfistel.
   – Operatief:
     • Aanleggen van een colostoma, hetgeen evenmin zal leiden tot sluiting van de fistel.
     • Resectie van het aangedane stuk colon. Afhankelijk van de mate van ontsteking in het operatiegebied kan dan de continuïteit hersteld worden, al dan niet met een beschermend ileostoma of met een Hartmann-procedure, waarbij de rectumstomp wordt gesloten en het colon descendens als stoma wordt uitgeleid.
     • Een niet-zichtbare fistelopening in de blaas behoeft behoudens een verblijfskatheter gedurende een korte periode geen verdere verzorging. Een zichtbare daarentegen moet wel gesloten worden.
E De incidentie van coloncarcinoom bij patiënten met een doorgemaakte diverticulitis is onbekend, maar waarschijnlijk laag (enkele procenten). Op een coloninloopfoto is het verschil tussen een stenose door diverticulitis en een carcinoom vaak moeilijk te zien. Er zijn echter enkele aanwijzingen:
   – een bloeding komt bij een sigmoïdcarcinoom veelvuldig, maar bij een diverticulosis niet vaak voor;
   – ontstekingsverschijnselen zijn bij een sigmoïdcarcinoom ongewoon, maar komen bij een diverticulosis of diverticulitis veelvuldig voor;
   – obstructie is bij sigmoïdcarcinoom onvermijdelijk, maar bij diverticulosis gewoonlijk niet;
   – bij een sigmoïdcarcinoom is er in de meeste gevallen slechts sprake van een kort aangedaan segment, terwijl diverticulosis vaak een langgerekt segment met intramurale fisteling te zien geeft.
F In 20 procent van de gevallen is er een milde diverticulitis met overgang naar perforatie, stenosering of fisteling.

4.9

A Dit is een ontstoken meckeldivertikel.
B Een meckeldivertikel komt bij ongeveer 2 procent van de bevolking voor, twee keer zo vaak bij mannen als bij vrouwen.

C Dit is een persisterend overblijfsel van de ductus omphalo-mesentericus en bevindt zich altijd aan de antimesenteriële zijde van het terminale ileum, ongeveer 60 tot 90 cm van de klep van Bauhin.
D De hals van de divertikel kan geobstrueerd raken, waardoor een diverticulitis met perforatie optreedt. Ook kan hier ectopisch maagslijmvlies gevonden worden dat aanleiding kan geven tot bloeding of perforatie. Verder kan de divertikel aanleiding geven tot torsie. In het geval een streng of band de divertikel met de navel verbindt, kan het de oorzaak zijn van een dunnedarmobstructie door intussusceptio, door een volvulus of door strangulatie van een dunnedarmlis. In zeldzame gevallen kan een rest van dunnedarmslijmvlies in deze streng aanleiding geven tot de vorming van een zogenaamd enterocystoma of een adenoom in de navel.
E Verwijdering van een normaal uitziende divertikel blijft onderwerp van discussie. Veel chirurgen zullen een meckeldivertikel verwijderen indien een van de genoemde complicaties zich ontwikkeld heeft.

4.10

A Er is hier sprake van een acute intestinale obstructie (acute obstructie-ileus).
B CT-scan van de buik. Die is meestal nuttig om de diagnose te bevestigen en de plaats van de obstructie te lokaliseren.
C Drie veelvoorkomende oorzaken zijn:
 – hernia inguinalis incarcerata;
 – hernia femoralis incarcerata;
 – strengen van een vroeger ondergane operatie.
D Inbrengen van een maagsonde en hevelen; rehydratie door intraveneuze toediening van een elektrolytenoplossing. Bij onvoldoende resultaat een laparotomie.

4.11

A Dit is het 'sentinel-loop'-teken, voor de eerste maal beschreven in 1950. Dit is in 50 procent van de gevallen van acute pancreatitis aanwezig. Het is een door een lokale paralytische ileus door gas uitgezette dunnedarmlis (in het linkergedeelte van) de midden- of bovenbuik. Hoewel het ook gezien kan worden bij andere aandoeningen, zoals het ulcus pepticum en cholecystitis, is de linkszijdige lokalisatie (versus rechts voor de andere genoemde afwijkingen) zeker van enige diagnostische waarde.
B Andere tekenen:
 – Het *colon cut off sign*: dit is een aanwijzing voor betrokkenheid van de dikke darm (colon ascendens tot lienalis) bij een peripancreatische ontsteking. Er bestaat een uitzetting van dit deel van de dikke darm met een abrupte beëindiging bij de flexura lienalis. Dit teken zou ook in ongeveer 50 procent van de gevallen voorkomen.
 – Het abdominale vetnecroseteken: dit komt niet zo vaak voor, maar indien aanwezig is het specifiek voor pancreatitis. Op de foto zijn vage, vlekkerige ophelderingen te zien, waarschijnlijk als gevolg van retroperitoneale vetnecrose. Het is een aanduiding van een ernstige vorm van acute pancreatitis. Bij pancreatitis is de CT-scan het onderzoek van keuze om aard en ernst van de aandoening vast te stellen.

4.12

A Duidelijk is de hematoomverkleuring van buikwand en scrotum te zien.
B Op grond van het gebruik van een coumarinepreparaat zal hier sprake zijn van een hematoom in de m. rectus abdominis (rectushematoom).
C Controle van de bloedstolling. Echografie en eventueel een CT-scan zullen vrijwel altijd de klinische diagnose kunnen bevestigen.
D Couperen of staken van de antistolling. Het blijkt zelden nodig te zijn het hematoom te ontlasten of de bloeding te stoppen door middel van radiologische embolisatie.

4.13

A Hier bestaat waarschijnlijk een grote, dubbelzijdige scrotaalbreuk.
B Een andere mogelijkheid is het bestaan van een dubbelzijdige hydrokèle. Dit is vast te stellen door de patiënt te laten liggen en de inhoud van het scrotum terug te masseren in het lieskanaal. Eenvoudiger is het om een echo-onderzoek te doen. Daarmee kan het bestaan van een hydrokèle bevestigd worden.
C Dat deze afwijking zo groot is, vormt voor de behandeling een probleem. Als er sprake is van een hydrokèle zal een operatie, die het verwijderen van de hydrokèlewand inhoudt (Winkelmann), een groot wondvlak met zich meebrengen, met de kans op een hematoom, daar compressie in dit gebied niet uitvoerbaar is. Beter is in dat geval de Lord-procedure, waarbij de hydrokèlewand wordt gereefd. Leegzuigen en het inbrengen van polidocanol als sclerosans in verschillende tempi zou dan de oplossing kunnen bieden. Een eenvoudige punctie en leegzuigen geeft tijdelijk verlichting, maar zal snel tot een recidief leiden.
D Is er sprake van een dubbelzijdige liesbreuk, dan is dit een lastig probleem. Het is immers zo dat een groot deel van de darmen zich buiten de buikholte bevindt. Repositie in de buik zal vaak niet mogelijk zijn, en indien dat al mogelijk is, zal een hoogstand van het diafragma ontstaan die de patiënt postoperatief ademhalingsproblemen kan opleveren. In de Nederlandse liesbreukrichtlijn wordt bij een dubbelzijdige liesbreuk een TEP-procedure aanbevolen. De scrotaalbreuk maakt dit echter lastig en is alleen uitvoerbaar in zeer ervaren handen.
Alternatieven zijn de (preperitoneale) open Stoppa-procedure, een dubbelzijdige Lichtenstein-plastiek of een transabdominale laparoscopische benadering (TAPP).

5 Anus, regio perinealis

5.1

A Er is hier sprake van een sinus pilonidalis (haarnestcyste).
B Hiervoor zijn een aantal punten op te noemen.
   - Deze kan voorkomen als een beroepsziekte in de interdigitale ruimte bij kappers en bij mensen die veel met vee werken.
   - De haren zijn afgebroken en groeien niet in de sinus, want zij liggen los. Bij pathologisch-anatomisch onderzoek kunnen geen haarfollikels in de wand van de sinus aangetoond worden. De haren zijn met de punt naar het blinde einde van de sinus gericht.
   - Ongeveer 80 procent van deze aandoening komt voor bij mensen tussen 18 en 30 jaar.
   - Sinus pilonidalis komt voornamelijk bij donkerharige, behaarde mannen voor.
C In het algemeen in de bilspleet, maar het kan ook aan de handen in de interdigitale ruimten voorkomen. Sinus pilonidalis komt echter zelden voor in de oksel, navel, aan de voetzool, bij het perineum en amputatiestompen.
D De voornaamste complicaties zijn ontsteking van de sinus met fistelvorming en recidief na (chirurgische) behandeling.
E Behandeling:
   - Conservatief:
     - scheren, harsen of laseren van de huid in de omgeving van de bilspleet en een goede hygiëne;
     - inbrengen van fenol 80% in de sinus en dit circa 3 minuten laten zitten, waarna de vloeistof wordt uitgedrukt en geneutraliseerd met alcohol 70%.
   - Operatief:
     - operatie volgens Lord: curetteren van de sinus met een stevige pijpenrager;
     - excisie van het dak van de sinus, curetteren van de bodem en van eventuele fistelgangen met een scherpe lepel, waarna sluiten van de wond door hechten van de huid aan de fascie;
     - bij abcesvorming in eerste instantie incisie en drainage; na tot rust komen van het ontstekingsproces volgt zo nodig alsnog de als tweede genoemde behandeling.

5.2

A Het gaat hier om een rectumprolaps.
B De rectumprolaps komt vaker voor bij vrouwen boven de leeftijd van 50 jaar en merkwaardigerwijze vaker bij vrouwen die geen kinderen gebaard hebben. Het gaat vaak gepaard met een langdurige geschiedenis van een moeizame defecatie. In een klein aantal gevallen treedt de rectumprolaps op bij neurologische ziekten, zoals bij een gedissemineerde sclerose van de thalamus dorsalis, partiële paraplegie en bij cauda equina-laesies.

C Symptomen van de rectumprolaps zijn, naast het ongemak, een incontinentia alvi als gevolg van openstaan van de anale sfincter en slijmafscheiding door de prolaps. Verder kunnen nog complicaties optreden zoals:
- verdikking van de rectale mucosa;
- traumatische proctitis;
- solitair rectumulcus;
- anorectale bloeding.

In zeldzame gevallen kan de prolaps irreponibel worden, met een strangulatienecrose van het rectum tot gevolg.

D Een rectumprolaps gaat gepaard met een diepe rectovaginale en rectovesicale peritoneumzak, met een opmerkelijk gebrek aan rectale fixatie. Of deze bevindingen de oorzaak of het gevolg zijn, is niet duidelijk. Dit laat toe dat het rectum invagineert. Er bestaat ook een opmerkelijke slapheid van de bekkenbodemspieren en de anale sfincter bij de perineale descensus tijdens persen. Dergelijke laxiteit kan het gevolg zijn van chronische obstipatie en persen, en kan zowel incontinentie als prolaps veroorzaken.

E Een rectumprolaps kan op de volgende manieren behandeld worden.
- Operaties om het rectum aan het sacrum te fixeren, zoals rectopexie met behulp van een sling (*Ripstein operation*), veelal laparoscopisch uitgevoerd.
- Operaties om de overvloedige hoeveelheid darm transanaal te verwijderen (bij patiënten in een matige conditie via de anus).
- Conservatief met heropvoeding van de darm en de bekkenbodem, bijvoorbeeld door het innemen van bulkvormende vezels, het vermijden van persen en het uitvoeren van bekkenbodemspieroefeningen, eventueel gecombineerd met elektrostimulatie. Aan de patiënt moet uitgelegd worden dat persen onder alle omstandigheden moet worden vermeden. Als de ontlasting hard is, moeten bulklaxantia voorgeschreven worden, maar ook deze met mate daar te veel hiervan het volume van de ontlasting en de frequentie van de defecatie kan doen toenemen.

5.3

A Dit zijn graad-IV-hemorroïden. Daarvan is sprake wanneer zij continu buiten de anus blijven hangen en ook door manuele repositie niet terug te brengen zijn, en waarbij strangulatie is opgetreden.
B De plexus haemorrhoidalis superior die draineert in de vena mesenterica inferior, als onderdeel van het portale veneuze systeem.
C Anaal bloedverlies, prolapsgevoel en slijmafscheiding. Daarnaast pruritus ani. Door het continue bloedverlies kan eventueel een anemie ontstaan.
D Een uitvoerige anamnese en goed lichamelijk onderzoek inclusief een rectaal toucher zijn vanzelfsprekend in al deze gevallen noodzakelijk. Met behulp van een sigmoïdoscopie en eventueel een coloscopie kan een coloncarcinoom worden uitgesloten.
E Meestal moet worden overgegaan tot proctoscopie met Barronligatie om de hemorroïden te laten verdwijnen. Doorgaans zal echter bij de grote hemorroïden een hemorroïdectomie nodig zijn. De bekendste complicaties na een operatie zijn pijn en bloeding, die veelal op dezelfde dag optreedt, maar soms ook een week of later na de ingreep kan optreden.

5.4

A   Er is hier sprake van een (chronische) fissura ani. Deze afwijking komt zowel bij mannen als bij vrouwen voor. Hoewel deze afwijking op iedere leeftijd kan optreden, doet zij zich vaker dan gemiddeld voor bij 30- tot 40-jarigen. In 6 à 20 procent van de gevallen is de fissuur anterieur gelegen, en dan vaker bij vrouwen dan bij mannen. De voorkeurslocatie is dorsaal. Bij kinderen komen meer laterale fissuren voor.
B   In het acute stadium heeft de patiënt heftige pijn in het anale kanaal die soms optrekt naar boven en gepaard gaat met licht bloedverlies op de ontlasting. Soms valt er een druppeltje in de wc-pot. De pijn kan soms wel een uur of langer aanhouden voordat deze afneemt. In het chronische stadium zijn al deze verschijnselen ook wel aanwezig, maar niet meer in zo hevige mate. Vaak staat dan het bloedverlies op de voorgrond.
C   Het is een stukje hypertrofisch anaal epitheel dat wijst in de richting van de fissuur. Soms is deze sentinel in staat het begin van de fissuur te bedekken, zodat bij oppervlakkige inspectie de fissuur niet wordt gezien. Deze sentinel treedt vooral op bij de chronische anusfissuur.
D   Meestal is de sfincter ani in kramptoestand, zodat een rectaal toucher vrijwel onmogelijk wordt en de patiënt nog meer pijn bezorgt.
E   Gedacht zou kunnen worden aan M. Crohn van de dikke darm.
F   De aangewezen behandeling is voornamelijk conservatief (behandeling met zalf) en maar zelden chirurgisch ingrijpen.
   – Conservatief. Naast algemene adviezen, zoals het gebruik van vezels, voldoende vochtinname en beweging, tweemaal daags diltiazemcrème 1% aanbrengen. Deze zalfapplicatie helpt eigenlijk alleen in de acute fase. De chronische fissuur is veel minder gevoelig voor deze behandeling. Desalniettemin is er niets op tegen om dit eerst te proberen. Bij falen van de zalfbehandeling kunnen botoxinjecties in de interne sfincter worden toegepast.
   – Chirurgische behandeling kan bestaan uit een laterale sfincterotomie, hetgeen bij de acute fissuur zal geschieden, of excisie van de chronische fissuur die tevens een interne sfincterotomie inhoudt.

5.5

A   Het gaat hier om een perianaal abces.
B   Een abces is een gelokaliseerde pusophoping die in het algemeen – maar niet altijd – wordt veroorzaakt door pathogene micro-organismen.
C   De vier klassieke verschijnselen van een (perianaal) abces zijn:
   – pijn;
   – zwelling;
   – roodheid;
   – warmte.
D   Dit abces is waarschijnlijk ontstaan uit een abcederende ontsteking van een perianale klier.
E   Een perianaal abces wordt verholpen met behulp van incisie en drainage. Er bestaat geen indicatie voor behandeling met antibiotica, tenzij bij immungecompromitteerde patiënten.
F   Na incisie en drainage resteert soms een fistula in ano.

5.6

A Er is hier sprake van een plaveiselcelcarcinoom van de anus (anuscarcinoom). Voorheen was dit een zeldzame tumor die veel voorkwam bij de oudere man, maar tegenwoordig is er een toenemende incidentie te zien bij hiv-positieve patiënten. Het is, evenals het cervixcarcinoom, veelal geassocieerd met het HPV-virus.
B Door een biopt met histologisch onderzoek.
C De regionale lymfeklierstations zijn pararectaal gelegen, maar ook in de liezen.
D Uitbreiding van een rectumcarcinoom naar de anus, melanoom, basaalcelcarcinoom, carcinoïd en een lymfoom.
E Het onderste deel van het anale kanaal heeft een somatische innervatie door de nn. pudendi die een normale pijnsensatie overbrengen. Het rectum heeft een autonome innervatie die van een kleine ulcererende laesie geen pijn zal registreren.
F Lokale chirurgische excisie meestal alleen voor de T1-tumoren (< 2 cm en extrasfincterisch gelegen). De overige tumoren komen in aanmerking voor radiotherapie, eventueel in combinatie met chemotherapie (afhankelijk van de grootte en uitbreiding).

5.7

A Er bestaat een fistula in ano (peri-anale fistel). Dit is een abnormale verbinding tussen twee epitheliale oppervlakken, namelijk het anale kanaal en de perianale huid.
B De meeste ontstaan vanuit geïnfecteerde anale klieren en in ongeveer 60 procent is de aangedane klier gelegen in de achterste midlijn.
C De peri-anale fistels zijn als volgt te classificeren (zie figuur A):
  – laag:
    • submuceus;
    • intersfincterisch;
    • transsfincterisch;
  – hoog:
    • suprasfincterisch;
    • extrasfincterisch.
D Goodsall heeft hiervoor een vuistregel opgesteld, die luidt: fistels met een anterieure, externe opening hebben de neiging om direct het anale kanaal in te gaan, terwijl die met een posteriore uitwendige opening in het algemeen een bochtig verloop vertonen met een opening in de achterste midlijn (zie figuur B). Helaas houden (lang) niet alle fistels zich hieraan.
E De behandeling hangt af van de lokalisatie en het verloop van de fistel en zijn verhouding tot de sfincter ani.
Lage, eenvoudige fistels kunnen, wanneer dit lage beloop is bevestigd, over een sonde opengelegd worden.
Complexe of hoge fistels eisen een zeer voorzichtige behandeling, waarbij het vaak noodzakelijk is om een zogenaamde seton aan te leggen. Deze methode is bedacht om te voorkomen dat de uitwendige kringspier gekliefd moet worden, waardoor deze gaat wijken en incontinentie ontstaat. De seton is een hechting die door de inwendige opening en de uitwendige opening wordt gelegd en al dan niet wordt aangetrokken.

Ook een transanale mucosaverschuivingsplastiek is mogelijk. Hierbij wordt eerst de fistel vanaf de uitwendige opening tot aan de externe sfincter opengelegd. Vervolgens wordt de intersfincterische ruimte ter plaatse van de oorsprong van de fistel schoongekrabd, waarna via de anus de mucosa en submucosa oraalwaarts worden gemobiliseerd. Het is dan mogelijk om de remucosaflap naar distaal te trekken, over de inwendige opening heen. Het gat naar de inwendige en uitwendige kringspier wordt hiermee afgedicht. Het voordeel van deze operatie is dat de sfincters niet worden aangetast.

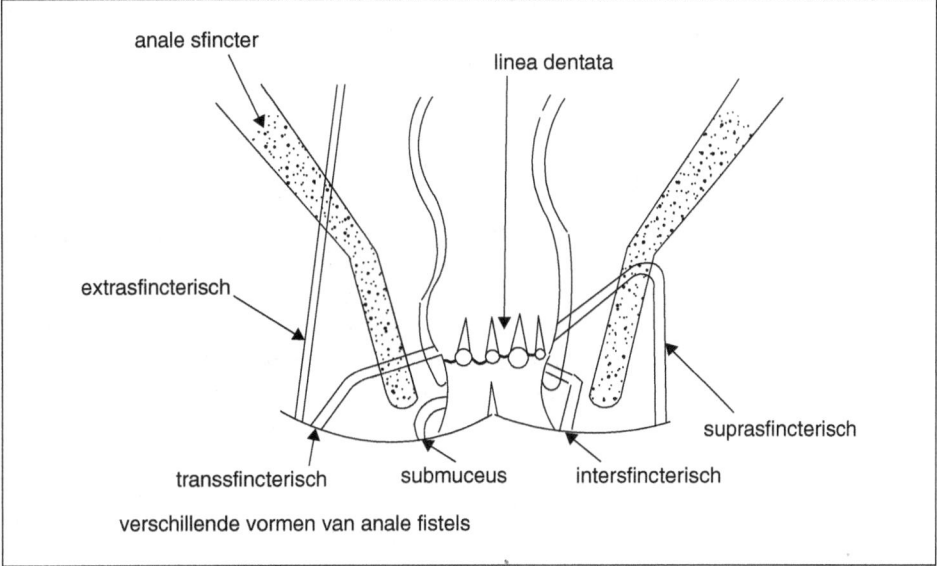

A Verschillende vormen van anale fistels.

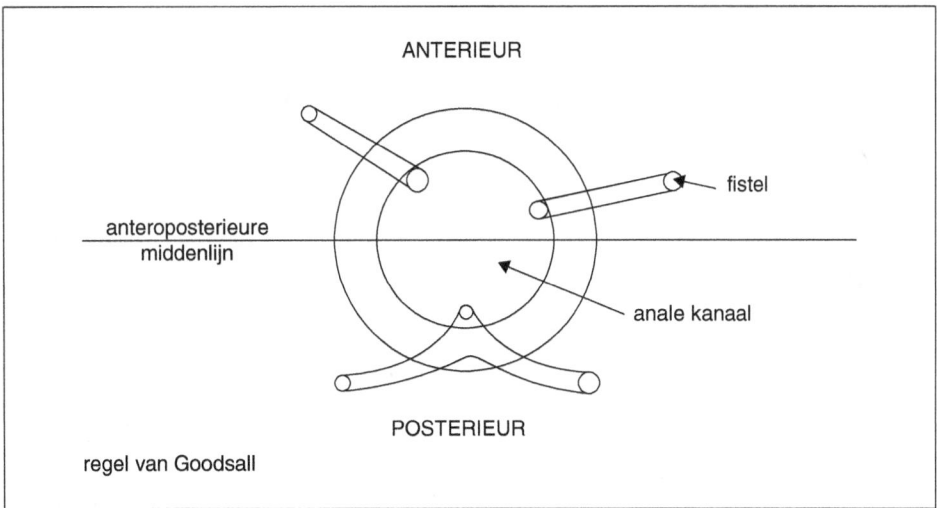

B Regel van Goodsall.

5.8

A Dit zijn condylomata acuminata.
B Deze gaan uit van de papillaire laag van de huid en bestaan uit bindweefselstroma dat vaten bevat, bedekt met een meerlagig plaveiselepitheel. De wratten verschijnen in de perianale huid van het anale kanaal en zelfs op het rectale slijmvlies.
C De wratten worden veroorzaakt door het humane papillomavirus (HPV). De transmissie vindt plaats door middel van direct contact zoals anale seks.
D De ziekte kan behandeld worden door:
   – lokale applicatie van podofylline in alcohol 25%;
   – injectie van cytotoxische stoffen zoals bleomycine direct in de laesie;
   – excisie;
   – een CO_2-laserablatie.

Chirurgische behandeling is noodzakelijk wanneer de wratten zich sterk hebben uitgebreid, vooral indien ze zich in het anale kanaal bevinden. Omdat zowel diathermie als cryotherapie defecten achterlaten in de omgevende normale huid, verdient excisie met de schaar misschien wel de voorkeur. Er blijft op die manier een schone wond zonder beschadigde randen achter. Wanneer met behulp van adrenalinezoutoplossing de perianale huid van het anale kanaal wordt opgespoten, blijken de solide ogende wratten plotseling multipele kleine wratten te zijn die gemakkelijk met de schaar stuk voor stuk verwijderd kunnen worden. Door de toevoeging van adrenaline zal slechts weinig bloeding optreden.

5.9

A Er is hier sprake van hidradenitis suppurativa. Dit is een betrekkelijk vaak voorkomende afwijking, die verward kan worden met een fistula in ano.
B Een hidradenitis suppurativa is het gevolg van een ontsteking van de apocriene zweetklieren. Deze klieren worden in de oksels, de liezen, externe genitalia, aan de basis van de nek, rond de areola mammae en in de regio perianalis gevonden. Anale laesies treden bij ongeveer een derde van de patiënten met hidradenitis op. Bij vrouwen uit de aandoening zich voornamelijk in de axilla, terwijl mannen voornamelijk in de regio perinealis getroffen worden.
C De oorzaak is niet bekend, maar waarschijnlijk is er een afwijking in het secreet. Retentie van het secreet door een keratineplug in de uitvoergang resulteert in stase met secundaire infectie en abcesformatie als gevolg van de huidflora in de keratineplug. De klieren liggen diep in de dermis en de ontsteking kan zich uitbreiden tot in de subcutane weefsels, daarbij fistels vormend of grote gebieden ondermijnend met granulatieweefsel. Subcutane uitbreiding kan op enige afstand van de oorspronkelijke klier doorbreken naar de oppervlakte. Nog een factor die een rol zou kunnen spelen bij het ontstaan van deze ziekte is een disfunctie van hypofyse-hypothalamus-as (bij vrouwen met hidradenitis suppurativa wordt nogal eens een verhoogde testosteronspiegel waargenomen). Endocriene factoren bij sommige vrouwen verergeren de klachten perimenstrueel, gedurende de zwangerschap of bij pilgebruik.

D De aandoening komt voor bij 1 : 300 mensen. Het betreft voornamelijk jonge volwassenen en treedt eigenlijk niet op vóór de klieren beginnen te functioneren, dus pas na de puberteit. Er bestaat een verband met het optreden van acné.

E Hoewel de behandeling meestal chirurgisch zal zijn, valt conservatieve behandeling bij recidief na operatie of in het beginstadium wel degelijk te overwegen. Samenwerking tussen huisarts, chirurg en dermatoloog is van groot belang. Hierbij valt te denken aan algemeen hygiënische maatregelen. Een onderhoudsbehandeling met antibiotica kan worden geprobeerd. Daarnaast is soms het toedienen van cyproteronacetaat (androgeenantagonist) of oestrogenen zinvol. Een crème met isotretinoïne (vitamine-A-derivaat) geeft ook vaak een aardig resultaat, maar mag niet te lang gebruikt worden vanwege zijn teratogene werking.

Een gelokaliseerd abces kan geïncideerd worden, waarna het granulatieweefsel wordt gecuretteerd. Subcutane gangen en fistels moeten opengelegd worden en gecuretteerd. Soms is het noodzakelijk om de aangedane huid te exciseren.

6 Extremiteiten

6.1

A   Een ingegroeide teennagel (unguis incarnatus).
B   Deze is naar alle waarschijnlijkheid ontstaan als gevolg van een trauma. De patiënt heeft de nagel goed verzorgd en netjes recht afgeknipt.
C   De ingegroeide nagel is in drie graden te classificeren:
   – eerste graad: roodheid en pijn;
   – tweede graad: afscheiding van pus;
   – derde graad: granuloomvorming.
D   Er zijn vele therapieën mogelijk. Een goede is het verwijderen van een flinke wig van de nagel en het aanstippen van nagelbed en matrix met 80% fenol gedurende enkele minuten. Hierna wordt de fenol geneutraliseerd met behulp van alcohol 70%. Een andere methode is de resectie van nagelbed en matrix. Het succes van beide methodes ligt rond 80 procent.

6.2

A   Een chronische paronychia.
B   Het chronische karakter wordt bepaald door de matige zwelling, de lichte roodheid en het feit dat de patiënt er relatief weinig last van heeft.
C   Paronychiae komen op alle leeftijden voor bij beide seksen; bij vrouwen echter meer dan bij mannen. Nagelbijten zou een predisponerende factor zijn.
D   Classificatie:
   – Acuut: roodheid, oedeem, pijn en (zelden) koorts. Oorzaak: *Staphylococcus aureus*.
   – Chronisch: matige roodheid, wel zwelling met een kussenachtige verdikking van het paronychiale weefsel. Oorzaak: *Candida albicans*, streptokokken, anaerobe bacteriën.
E   Aangezien zich ongetwijfeld pus onder de nagel bevindt, waardoor de proximale nagel als een sekwester in een *Totenlade* ligt, is een proximale nagelresectie zinvol. Hiermee zal in het algemeen de ontsteking snel tot rust komen.
F   Als de afwijking ondanks adequate therapie niet verdwijnt, is het mogelijk dat niet een *Staphylococcus aureus* – die in 90 procent van de gevallen de oorzaak is – een rol speelt, maar een streptokok of een schimmel. In dat geval is het verstandig een kweek te doen. Indien een hemolytische streptokok de veroorzaker is, moet de patiënt met een smalspectrumantibioticum behandeld worden. Is een schimmel de boosdoener, dan is een antimycoticum aangewezen.

6.3

A Naar alle waarschijnlijkheid een subunguaal melanoom.
B Een subunguaal hematoom, een andere gepigmenteerde laesie of een schimmelinfectie.
C Het begint lokaal als een gepigmenteerde naevus onder de nagel of in de nagelgroeve. Deze laesie wordt geleidelijk groter en tilt de nagel op, met als gevolg dat de nagel los komt te liggen en verloren gaat. Er treedt ulceratie op en ook kan een secundaire infectie ontstaan. Intussen kunnen zich metastasen naar de lokale lymfeklieren ontwikkelen, of uitgebreide metastasering via hematogene weg.
D De prognose van de laesie hangt af van de dikte van de invasie en van het type melanoom. De tumor kan naar dikte (volgens Breslow) in millimeters geregistreerd worden. Daarnaast is de aanwezigheid van (microscopische) ulceratie van belang. De voornaamste prognostische factor is de betrokkenheid van de regionale lymfeklieren.
E Na het verwijderen van de nagel zou een stansbiopt gedaan kunnen om de definitieve diagnose te stellen. Bij de hier gepresenteerde patiënt was sprake van een kerato-acanthoma!

6.4

A Er is hier sprake van een beginnende contractuur van Dupuytren.
B De contractuur is het gevolg van een fibromatosis die zich ontwikkelt in de fascia palmaris, vaak van beide handen. Dit resulteert in contractie van de longitudinale vezels met de ontwikkeling van palpabele noduli en flexiecontractuur in de metacarpofalangeale gewrichten en later in de interfalangeale gewrichten. De vierde en vijfde vinger zijn meestal als eerste aangedaan. Door zijn oppervlakkige verbindingen met de palmaire huid worden hierin putjes getrokken.
C De afwijking gaat gepaard met een autosomale dominante erfelijkheid. Het merendeel (90%) van de lijders zijn mannen van middelbare leeftijd. De contractuur van Dupuytren kan ook optreden in combinatie met epilepsie en zeldzamer met een alcoholische cirrose, longtuberculose of diabetes. De knobbeltjes kunnen vele jaren aanwezig zijn zonder een deformiteit te veroorzaken of zich snel tot een ernstige contractuur ontwikkelen.
D De palmaire huid is nodulair verdikt met duidelijke fibreuze banden. In het geval van een contractuur gaan de aangedane vingers in het metacarpofalangeale (MCP) gewricht en in het proximale interfalangeale (PIP) gewricht in toenemende mate in een flexiestand staan. Het distale interfalangeale (DIP) gewricht heeft nooit een flexiestand en is in vele gevallen juist gehyperextendeerd. Een enkele keer kan ook een verdikking van het dorsum van de proximale interfalangeale gewrichten optreden.
E Een dergelijke nodulaire verdikking kan ook in de fascia plantaris aanwezig zijn. Een andere lokalisatie is die in de penis. In dat geval is er sprake van een fibromatosis van de tunica albuginea van de penisschacht (M. de la Peyronie). Deze afwijking komt voor bij oudere mannen en geeft bij erectie een hoekstand of bocht in de penis.
F Chirurgische behandeling is alleen noodzakelijk wanneer de afwijking een last voor de patiënt gaat betekenen of snel progressief is. Ook kan een kleine fibromateuze plaque in de handpalm, die weliswaar nog geen aanleiding heeft gegeven tot een flexiecontractuur, tijdens het werk wel zodanige klachten geven dat een excisie moet worden overwogen.

Het is de kunst om het juiste moment voor operatie te kiezen. Wanneer te lang gewacht wordt en de flexiestand te sterk is toegenomen, dan zal verschrompeling van de volaire zijde van het eerste interfalangeale gewrichtskapsel aanleiding geven tot een permanente flexiestand die niet meer te corrigeren valt. Bestaat er een geringe contractuur, dan kan het nog jaren duren voordat excisie noodzakelijk is. Hoewel het vroeger gewoonte was om de totale fascia palmaris te verwijderen, is nu alleen het verwijderen van de fascie van de aangedane straal gebruikelijk. Wanneer de huid ernstig is aangedaan, is het soms noodzakelijk een Z-plastiek uit te voeren om lengte te verkrijgen.

Het injecteren van een onlangs ontwikkeld middel, collagenase clostridium histolyticum genaamd, blijkt de strengen zelfs bij een voortgeschreden contractuur effectief en veilig op te lossen. Het voorkomt bovendien het ontstaan van contracturen. De werkelijke waarde in de dagelijkse praktijk moet overigens nog bewezen worden.

6.5

A De diagnose is een verende of knappende vinger ('trigger finger' of tendovaginitis stenosans).
B Deze afwijking komt voornamelijk voor bij vrouwen tussen de 50 en 70 jaar. De duim, de derde en vierde vinger worden het meest getroffen door deze hinderlijke klacht.
C Het pathologisch-anatomisch substraat is een nodulaire, hypertrofische ontstekingsreactie van de diepe buigpees. Deze nodus in de pees blijft na flexie en daarna bij extensie haken in de A1-pulley.
D De trigger finger is te graderen volgens Quinnell:
   – graad 0: een vloeiende flexie en extensie;
   – graad 1: een niet-vloeiende flexie en extensie;
   – graad 2: duidelijke klik, actief te corrigeren;
   – graad 3: duidelijke klik, passief te corrigeren;
   – graad 4: vastzittende vinger in flexiestand, passief niet te corrigeren.
E De behandeling van keuze is in eerste instantie een lokale injectie met corticosteroïden, in tweede instantie eventueel het chirurgisch klieven van de A1-pulley.

6.6

A Het betreft hier een polsganglion.
B Op het dorsum van de voet, op buigpeesschedes van de vingers en op de peroneuspeeskoker.
C Er is een aantal theorieën, variërend van een benigne myxoma van een gewrichtskapel of peesschede, een hematoom tot een myxomateuze degeneratie van het gewrichtskapsel of de peesschede als gevolg van een repeterend lokaal trauma.
D Een mucoïde vloeistof die duidelijk het aspect van gewrichtsvloeistof heeft.
E Bij excisie dient u te bedenken dat een deel van de ganglia spontaan verdwijnt of minder wordt (50% in 5 à 10 jaar). Bij excisie treedt in 15 tot 30 procent van de gevallen een recidief op. Het is daarom verstandig om in eerste instantie het ganglion te puncteren en de inhoud te aspireren en daarna het ganglion op te vullen met een lokaal werkend corticosteroïd of hyaluronidase. Hiermee wordt in 60 procent van de gevallen, eventueel na herhaalde aspiratie, een goed resultaat verkregen.

6.7

A   Er is hier sprake van een exostose onder de nagel.
B   Door middel van een röntgenfoto is de diagnose te bevestigen (zie foto).
C   De exostose dient weggeknabbeld te worden. Daarbij is het van belang het nagelbed niet te beschadigen met als resultaat dat de nagel uiteindelijk los komt te liggen, waardoor zich onder de nagel steeds vuil kan ophopen. Via een dwarsincisie over de top van de teen kan, met behulp van een kleine knabbeltang of een vijltje, de exostose voorzichtig worden verwijderd terwijl het nagelbed intact blijft.

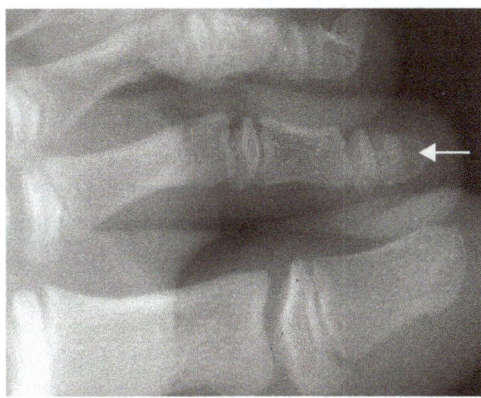

6.8

A   Het gaat hier om verruca plantaris (voetwrat).
B   Deze wordt veroorzaakt door het humane papillomavirus (HPV) type 1.
C   Voor de behandeling zijn er verschillende mogelijkheden.
    – Zelfmedicatie met salicylpleister of -zalf, gevolgd door afschuren of afknippen. Dit neemt veel tijd. Het is wel zo dat de wrat op de lange duur vanzelf zal verdwijnen (waarschijnlijk door activering van het eigen immuunsysteem).
    – Aanstippen met vloeibare stikstof. Daarvoor zullen verscheidene sessies nodig zijn.
    – Excochleatie door middel van een scherpe lepel en bijknippen van de eeltranden.
    Recent onderzoek heeft laten zien dat er geen verschil in effectiviteit is tussen salicylpleister, vloeibare stikstof en een afwachtende houding gedurende dertien weken. Het is onnodig om deze afwijking te exciseren, aangezien er sprake is van een intradermale laesie en die dus ook als zodanig behandeld dient te worden.

6.9

A   Er is hier sprake van doorgezakte voorvoeten, die door de pathologische belasting eeltvorming op de kopjes van de metatarsalia II en III heeft veroorzaakt. Verwijdering van het eelt is dus een symptomatische behandeling.
B   Eeltknobbels moeten onderscheiden worden van:
    – voetwratten;
    – beginnend mal perforant.

C Het is aan te raden de perifere arteriële circulatie te controleren en een sensibiliteitsonderzoek te verrichten. Overwogen kan worden röntgenfoto's te laten maken. Deze leveren echter meestal geen nadere informatie op. Beter is het een belastingsplaat van de voetzool te maken.
D Met behulp van inlays in de schoenen kan hier een klachtenverlichting bereikt worden. Deze inlays kunnen eventueel gemaakt worden door een podotherapeut.

6.10

A Er is sprake van een hamerteen.
B De patiënte heeft zogenaamde spreid-holvoeten.
C Weken van de clavi met behulp van pleisters is op de lange duur niet zinvol omdat dit een symptomatische behandeling is. De oorzaak is de klauwstand van in dit geval de tweede teen. Dat wil zeggen dat er een hyperextensie in het MCP-gewricht bestaat, een flexiestand in het PIP-gewricht en wederom een hyperextensiestand van het DIP-gewricht. Bij deze patiënt is er overigens sprake van een flexiestand in het DIP-gewricht. De clavus aan de eindfalanx zal veroorzaakt worden door een kleine exostose. Ten behoeve van curatie zal een zogenaamde hamerteencorrectie dienen plaats te vinden, die op verschillende manieren kan worden uitgevoerd.

6.11

A Deze stand van de vinger wordt een boutonnière-deformiteit genoemd.
B Deze afwijkende stand wordt veroorzaakt door een acute verscheuring van de centrale slip van de extensorpeesinsertie die eindigt op het dorsale deel van de middenfalanxbasis of vaker nog door een stomp trauma, waardoor de pees van de insertie afscheurt. De centrale slip trekt zich dan naar proximaal terug en de vastzittende collaterale slippen van iedere zijde zullen acuut of geleidelijk progressief uiteenwijken en naar volair van de as van flexie en extensie van het PIP-gewricht migreren. Deze collaterale slippen dienen normaal dorsaal van de as van flexie en extensie van het PIP-gewricht gelegen te zijn. Daarbij helpen zij bij extensie van dat gewricht. Bij migratie naar volair zal een actieve poging om het PIP-gewricht te extenderen leiden tot een verdere retractie van de centrale slip en verdere volaire subluxatie van de laterale slip. Het resultaat is een toegenomen flexie in het PIP-gewricht met bovendien hyperextensie in het DIP-gewricht, veroorzaakt door de toegenomen spanning op de insertie aan de distale falanxbasis.
C Behandeling van dit letsel moet agressief zijn, zonder de etiologie in ogenschouw te nemen, om te voorkomen dat er in het PIP-gewricht een flexiecontractuur gaat optreden en in het DIP-gewricht een hyperextensiecontractuur. De voornaamste functiebeperking van een chronisch ernstige boutonnière-deformiteit is een gefixeerd PIP-gewricht in flexie en de onmogelijkheid om dat gewricht actief te flecteren. Gesloten letsels moeten behandeld worden met een spalk, waarbij het PIP-gewricht voor een periode van zes weken in volledige extensie wordt gefixeerd. Daarbij moeten het MCP-gewricht en het DIP-gewricht zo veel mogelijk geoefend worden. Bestaat er reeds een flexiecontractuur van het PIP-gewricht, dan moet deze, voordat een definitieve immobilisatie wordt uitgevoerd, passief gestrekt worden tot een volledige extensie

bereikt is. Gebeurt dit niet, dan zullen de collaterale banden volair van de flexie-extensie-as blijven. Alleen wanneer de laterale banden anatomisch teruggebracht zijn en het PIP-gewricht volledig is gestrekt, kan een conservatieve immobilisatie succesvol zijn. Een complete verscheuring van de centrale slip, waarbij al dan niet de beide collaterale slippen geïnvolveerd zijn, moet eigenlijk chirurgisch behandeld worden. Een tijdelijke schuine K-draadfixatie door het PIP-gewricht heen biedt een uitstekende bescherming, die nog vergroot kan worden door een uitwendige spalk.

D De prognose is niet erg gunstig, vaak treedt er toch een recidief van de boutonnière-deformiteit op.

6.12

A Hier is sprake van een hypertrofische teennagel, ook onychogryphosis genaamd.
B Naar alle waarschijnlijkheid is een subunguale schimmelinfectie de oorzaak, hoewel ook gedacht kan worden aan een trauma van het nagelbed. Daarnaast kan ook nog een circulatiestoornis in het been deze afwijking met zich meebrengen.
C Met behulp van een nageltang kan de hypertrofische nagel verwijderd worden. De nagel ligt vaak geheel los en is slechts via zijn matrix bevestigd aan de grote teen. Het verwijderen van de nagel alleen heeft meestal geen zin, omdat dit zonder meer een recidief tot gevolg heeft. Het verwijderen van de nagel, gevolgd door aanstippen van de matrix met fenol 80% is de beste behandeling.

6.13

A Dit is een zogenaamde 'mallet finger'.
B De extensorpees is al of niet met een stukje bot van de eindfalanx afgescheurd, waardoor volledige extensie niet meer mogelijk is.
C In dit geval bestaat er geen indicatie voor het maken van een röntgenfoto. Vrijwel zeker is bij deze patiënt na een minimaal trauma een peesruptuur zonder botavulsie opgetreden. Bij een mallet finger ontstaan na balsporten moet wel een röntgenfoto gemaakt worden, omdat in dat geval de kans op een botavulsie groter is.
D Behandeling gedurende ten minste zes weken met de *stack*-spalk. Therapietrouw is belangrijk. In 50 tot 70 procent van de gevallen geeft dat een goed resultaat. Indien de conservatieve behandeling faalt en een storend functieverlies resteert, kan een operatieve correctie, bijvoorbeeld door de zogenaamde tenodermodese, worden overwogen. Ook in gevallen waarbij een groot avulsiefragment bestaat, zou operatieve behandeling, bij onvoldoende repositie, de voorkeur hebben.

6.14

A Er is hier een nagelbedhematoom (subunguaal hematoom) dat door de druk van het hematoom heftige pijn veroorzaakt.
B Met behulp van een heet, puntig voorwerp kunt u ter plaatse van het hematoom een gaatje in de nagel branden, waardoor het hematoom zich kan ontlasten. Op vele afdelin-

gen Spoedeisende hulp is een nagelboortje aanwezig, waarmee op eenvoudige wijze en zonder het uitoefenen van veel druk een gaatje in de nagel te maken is. Thuis is dit ook mogelijk met behulp van een verhitte paperclip.

6.15

A Deze zwellingen gaan uit van de fascia plantaris. Zij zijn het gevolg van een bindweefselwoekering van deze fascie.
B Er is hier sprake van een fibromatosis plantaris volgens Ledderhosen.
C In de handpalmen kan zich een dergelijke afwijking in de fascia palmaris bevinden (M. Dupuytren). Ook in de penisschacht kan zich een dergelijke bindweefselwoekering ontwikkelen (M. de la Peyronie).
D De behandeling bestaat uit een excisie van de fascia plantaris van de aangedane straal. Hierbij dient u wel te bedenken dat de afwijking gemakkelijk recidiveert. Ook hier valt een behandeling met injecties met collagenase clostridium histolyticum te overwegen (zie casus 6.4).

6.16

A Er is hier sprake van een panaritium subcutaneum.
B Met een puntig voorwerp met een stomp uiteinde kan het punctum maximum van de pijn worden opgezocht in de vinger die gespannen aanvoelt.
C Doordat de vingerhuid met bindweefselstrengen verbonden is met het periost van de falanx, kan een kleine ontsteking toch heftige klachten veroorzaken.
D Het optreden van een panaritium subcutaneum aan de basis van de vinger kan door de zich snel opbouwende druk aanleiding zijn tot een niet-ongevaarlijke circulatiestoornis in de vinger.
E Behandeling bestaat uit het verwijderen van een huidovaaltje boven het gebied van het punctum maximum. Deze ingreep kan onder Oberst-anesthesie geschieden.
F Een aandachtspunt is het zogenaamde boordknoopabces. Na verwijdering van de epidermis kan de indruk ontstaan dat de ontsteking voldoende is gedraineerd. Er moet echter echt een huidovaal verwijderd worden om de druk in de pulpa te ontlasten.

6.17

A Een diepe handflegmone.
B Door de anatomische structuur van de volaire huid is bij oedeemvorming uitwijken in die richting niet goed mogelijk en daarom zal zwelling aan de dorsale handzijde ontstaan.
C In dit geval zal de diepe ontsteking opgetreden zijn door het directe trauma in de thenarloge (zie tekening). Een dergelijke diepe ontsteking kan ook ontstaan vanuit een peesschedepanaritium.
D In meer dan 80 procent van de gevallen bestaat er een open verbinding tussen de thenaren hypothenarloges. Een ontsteking in een van beide zal dus aanleiding geven tot een

ontstekingsproces in de andere. Bovendien bestaan er op dit niveau in de hand weinig anatomische schotten die het ontstekingsproces zouden kunnen lokaliseren.

E De behandeling bestaat uit het toedienen van liefst gerichte antibiotica en chirurgisch openleggen en drainage van de betrokken loges. De hand dient hooggehouden te worden (bijv. aan een infuuspaal) en frequent te worden geïnspecteerd, zo nodig op de operatiekamer.

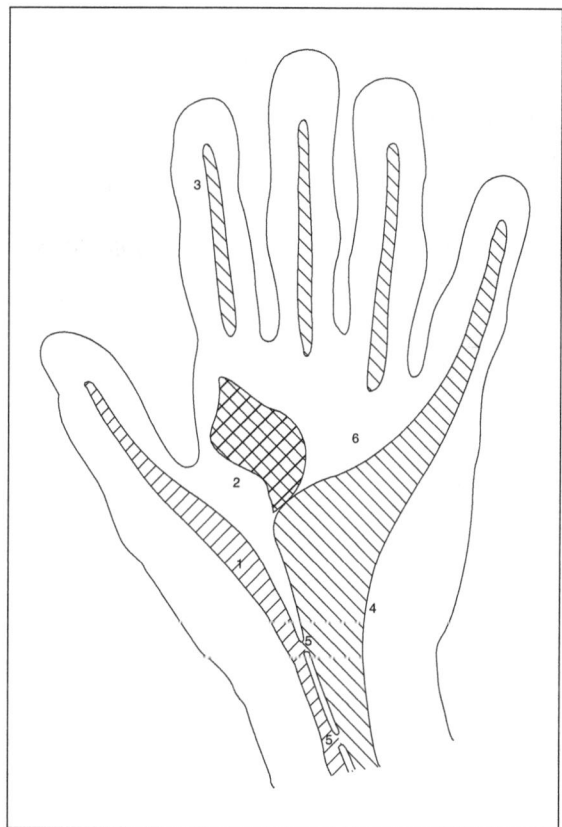

1 = Radiale loge met voortzetting in de peesschede van de duim. 2 = Thenarruimte. 3 = Buigpeesschedes van de vingers, die in 11% onderlinge verbindingen vertonen. 4 = Ulnaire loge met verbindingen (5) naar de radiale loge in 80% van de gevallen. 6 = Midpalmaire ruimte.

7 Endocriene afwijkingen

7.1

A De patiënt lijdt aan het syndroom van Cushing.
B Te sterke afscheiding van het bijnierschorshormoon cortisol.
C De buik is dik, met een duidelijke centrale distributie van het vet en er zijn duidelijke abdominale striae (zie tekening).
D Een 'buffalo hump', centripetale obesitas met relatief dunne benen (spieratrofie); dunne huid die gemakkelijk kwetsbaar is (zie tekening).

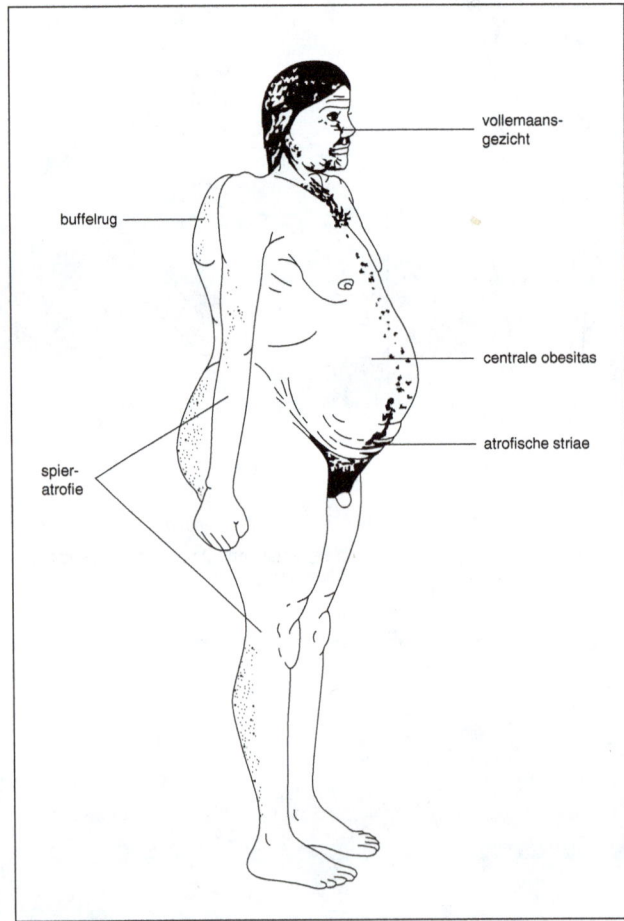

Buffalo hump bij syndroom van Cushing.

E   Onder invloed van de verhoogde cortisolspiegel kan een diffuse osteoporose optreden.
F   Het gehalte aan ketosteroïden in de urine is verhoogd. Dit zal verder stijgen in geval van bijnierhyperplasie als gevolg van de bijkomende stimulatie door ACTH (zie tabel). Wanneer er geen verhoogd ACTH-gehalte is, doet dit eerder denken aan een autonome bijniertumor dan aan een simpele hyperplasie.
G   De behandeling is afhankelijk van de oorzaak (zie tabel).
    – Voor het basofiel hypofyseadenoom bestaat een hoog curatiepercentage (85%) na transsfenoïdale hypofysemicroadenectomie.
    – Bij de ectopische ACTH-productie is het havercelcarcinoom van de long verreweg de meest voorkomende oorzaak, maar ook de thymus, de pancreas, de lever, het carcinoïd en het medullaire schildkliercarcinoom kunnen de bron van de ACTH-productie vormen. De therapie zal daar dan ook van afhangen, met een slechte algemene prognose.
    – Adenocarcinoom van de cortex is meestal ver voortgeschreden op het tijdstip van ontdekken, zodat er vaak al veelvuldig metastasen opgetreden zijn; 70 tot 80 procent van deze tumoren zijn functioneel met een slechte prognose.
    – Adenoom van de bijnier kan cortisol, aldosteron en seksehormonen afscheiden. Unilaterale (endoscopische) adrenalectomie is een curatieve ingreep.
    – Bilaterale hyperplasie zal in het algemeen medicamenteus behandeld worden. Bilaterale adrenalectomie kan worden aangeboden bij patiënten die niet reageren op medicamenteuze therapie.

Etiologie van het syndroom van Cushing

differentiële diagnose	incidentie	ACTH-spiegel	bron
man/vrouw	4 : 1		
hypofyseadenoom	55-65%	verhoogd of normaal	basofiel hypofyseadenoom
ectopische ACTH-productie	10-15%	duidelijk verhoogd	meestal havercelcarcinoom long
bijniercarcinoom	10-15%	niet verhoogd	carcinoom van de bijnierschors, vaker bij kinderen
bijnieradenoom	10%	verlaagd	adenoom van de bijnierschors, vaker bij volwassenen
bilaterale micronodulaire bijnierhyperplasie	1%	verlaagd	puberteit; bijnieren vrijwel normaal aspect

7.2

A   Gehoord de anamnese van snelle toename in omvang met vaste plekken in de schildklier en gezien het lichamelijk onderzoek, is hier de aanwezigheid van een carcinoom zeer wel mogelijk. Tekenen die kunnen wijzen op maligniteit:
    – een nieuwe nodus of een die duidelijk toeneemt in grootte;
    – een nodus bij een familieanamnese voor schildkliercarcinoom of hiermee geassocieerde aandoeningen;

- een nodus bij een patiënt met bestraling van de hals in de voorgeschiedenis;
- een nodus bij mensen jonger dan 20 jaar of ouder dan 60 jaar, speciaal bij mannen;
- onverklaarde heesheid en verandering van stem bij een bestaand struma;
- cervicale lymfadenopathie (met name diep cervicaal of supraclaviculair);
- stridor (dit is meestal een laat symptoom en deze patiënten moeten met spoed worden gezien).

B Echogeleide cytologische punctie zal in het algemeen het specifieke microscopische beeld geven. In dit geval betrof het een anaplastisch carcinoom. Een CT-scan van de schildklier draagt meestal nauwelijks bij tot de diagnose, maar kan wel aanvullende informatie geven wat betreft locoregionale lymfekliermetastasen en uitbreiding. Een CT-scan levert onvoldoende informatie op om maligniteit te kunnen uitsluiten.

C Indeling van de schildkliercarcinomen:
- gedifferentieerd:
  - papillair;
  - folliculair;
  - medullair (parafolliculair).
- ongedifferentieerd:
  - anaplastisch: small cell;
  - anaplastisch: giant cell.

Indeling van schildkliercarcinomen			
	piekincidentie	verdeling van de maligne afwijkingen van de schildklier	frequentie van optreden van metastasen naar de halsklieren
papillair carcinoom	10-60 jaar	(60%)	40-90%
folliculair carcinoom	30-70 jaar	(20-30%)	30-40%
medullair carcinoom	10-60 jaar	(5-10%)	50-60%
anaplastisch carcinoom	> 50 jaar	(5-10%)	lokaal

D Thyreoïdectomie valt te overwegen indien er geen uitgebreide extracapsulaire uitbreiding of afstandsmetastasen bestaan. Meestal is dit echter niet mogelijk. In dat geval zal bestraling de beste palliatieve resultaten opleveren. Wanneer de respons op radiotherapie slecht is, kan eventueel multipele chemotherapie een tijdelijke verbetering bewerkstelligen.

E De prognose van het anaplastisch schildkliercarcinoom is slecht. De patiënten overlijden gewoonlijk binnen enkele maanden na presentatie, ongeacht de behandeling die is ingesteld. Het percentage tienjaarsoverleving van schildkliercarcinomen is (zie schema):
- papillair carcinoom: 85-90%;
- folliculair carcinoom: 50-70%;
- medullair carcinoom: 50-70%;
- anaplastisch carcinoom: < 5%.

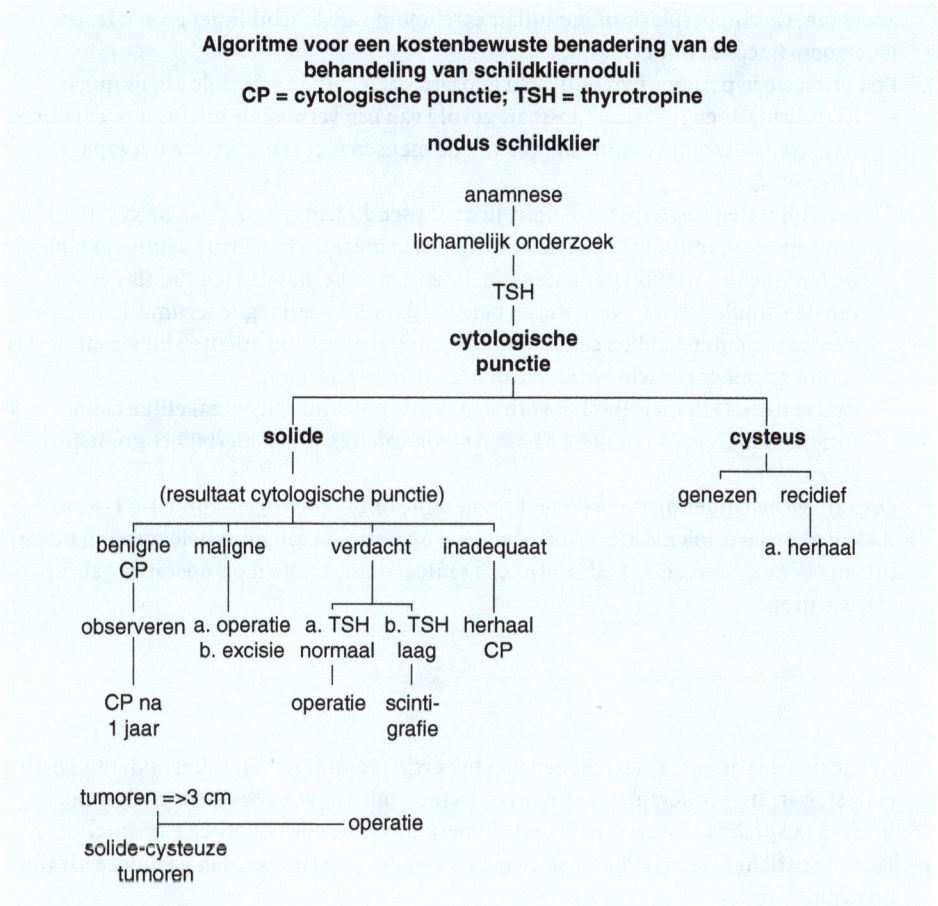

7.3

A De patiënte lijdt naar alle waarschijnlijkheid aan een primaire hyperparathyreoïdie, mede gezien de wat vage klachten over onlustgevoelens en vermoeidheid. De diagnose wordt vooral gebaseerd op een verhoogd parathormoon (PTH) en te hoge calciumspiegels in combinatie met het klachtenpatroon. Op de röntgenfoto's van de handen is het typische beeld van subperiostale opheldingen aan de radiale zijde van de middenfalanx van de tweede en derde vinger te zien. Ook aan de wervellichamen van de lumbale wervelkolom is botresorptie waar te nemen.

B De incidentie werd vroeger laag geacht, maar blijkt veel vaker voor te komen: 1 op 500 vrouwen en 1 op 2000 mannen.

C Met gericht laboratoriumonderzoek kan het bestaan van een hyperparathyreoïdie worden aangetoond; er is dan een verhoogd serumcalcium en een verhoogde PTH-spiegel.

D Het MEN-I-syndroom, dat een parathyreoïdale hyperplasie of adenoom, tumoren van de hypofyse en van de eilandjes van Langerhans, carcinoïdtumoren en multiple lipoma inhoudt. Daarnaast kan het, hoewel dit slechts zelden voorkomt, een onderdeel zijn van het MEN-IIa-syndroom. Dit syndroom omvat een parathyreoïdale hyperplasie of

adenoom, C-celhyperplasie of medullair carcinoom van de schildklier en een feochromocytoom (meestal dubbelzijdig).
E Een primaire hyperparathyreoïdie kan gepaard gaan met de volgende afwijkingen.
- Nefrolithiasis en nefrocalcinosis als gevolg van een verhoogde calciumuitscheiding.
- Hypertensie (komt voor bij 30-70% van de mensen met een primaire hyperparathyreoïdie).
- Verschijnselen van hyperurikemie, jicht of pseudojicht (10-30 % van de gevallen) vanwege de verminderde renale klaring van urinezuur. Een ulcus pepticum komt veel frequenter voor bij patiënten die lijden aan hyperparathyreoïdie als gevolg van de stimulering van gastrine en pepsine door het verhoogde serumcalcium. De meeste patiënten hebben een normaal serumgastrine. Bij patiënten bij wie dit wel is verhoogd, moet gedacht worden aan het MEN-I-syndroom.
- Pancreatitis. Ook hierbij is het verhoogd serumcalcium een oorzakelijke factor. Patiënten met een duidelijk verhoogd serumcalcium lopen hierbij het grootste risico.
F Operatieve behandeling is noodzakelijk. Recente ontwikkelingen (spiraal-CT-scan) maken een exacte lokalisatie en daardoor een operatie via een minimale toegang mogelijk met behulp van echolokalisatie of een radioactieve tracer en peroperatief gebruik van een probe.

7.4

A Aangezien de patiënte geen tekenen van hyperthyreoïdie (vermagering ondanks goede eetlust, warmte-intolerantie, palpitaties, tremor, onrust, vermoeidheid en dyspnoe) heeft, is er sprake van een zogenaamde hyperplastische, euthyreotische struma.
B Door de patiënt te laten slikken. Beweegt de zwelling op en neer, dan gaat deze uit van de schildklier.
C De klinisch-pathologische verklaring van deze afwijking is vrij vaag door de multifunctionele genese.
Erfelijke factoren: stoornis in de hormoonsynthese (dyshormonogenetisch struma), erfelijke, congenitale aanlegstoornis (tongbasisstruma), jodiumdeficiëntie, natuurlijke antithyreotica en auto-immuniteitsfactoren (M. Riedel).
Andere oorzaken zijn thyreoïditis (bacterieel, viraal, auto-immuun en scleroserend (M. Riedel)).
Het struma begint meestal als een diffuse zwelling, die later noduli gaat vormen, en komt vaker bij vrouwen dan bij mannen.
D Cystevorming met bloeding, hyperfunctie die zich ontwikkelt tot een zogenaamd toxisch adenoom (M. Plummer), mechanische problemen (slikklachten, stridor).
E Bloedonderzoek: TSH, vrij T4.
Echografie met zo nodig een cytologische punctie en eventueel een scintigrafie.
F Indeling van zwellingen in de euthyreoïde schildklier:
- Diffuse zwelling:
  - fysiologische hyperplasie (puberteit, zwangerschap, menopauze);
  - colloïdkrop (jodiumtekort);
  - multinodulair (dysplastische schildklier);
  - struma lymphomatosa (M. Hashimoto);

- thyreoïditis (M. Riedel);
- maligniteit (medullair carcinoom).
- Nodus in diffuse zwelling:
  - euthyreoïd: adenoom of carcinoom;
  - met hyperthyreoïdie: toxisch adenoom (M. Plummer).
- Lokale zwelling:
  - cyste: simpel benigne, gecompliceerd benigne of gecompliceerd maligne;
  - solide: adenoom of carcinoom.
- Voor de diagnostiek van een palpabele schildkliernodus is multidisciplinair overleg noodzakelijk, dat dus in de tweede lijn dient te geschieden. Een ander aspect is het probleem van niet-palpabele, maar wel op de echo zichtbare nodi (incidentalomen), dat is ontstaan door de nieuwe ontwikkelingen in de beeldvormende technieken en de hoge sensitiviteit daarvan.

G Uit de Richtlijnen van het Nederlands Huisartsen Genootschap voor diagnostiek en beleid bij palpabele afwijking in de schildklier (2006):
Bepaal op grond van palpatie en echografie de aard van de palpabele schildklierafwijkingen.

palpabele afwijking	beleid
solitaire nodus	verwijzing voor aanvullende diagnostiek
diffuus struma	behandeling bij klachten
multinodulair struma zonder dominante nodus	behandeling bij klachten
multinodulair struma met dominante nodus	verwijzing voor aanvullende diagnostiek

Indicaties voor de chirurgische behandeling van een dysplastisch struma zijn:
- cosmetische bezwaren;
- mechanische klachten (vernauwing trachea);
- retrosternaal struma.

In het algemeen zal een subtotale (hemi)strumectomie worden verricht. De laatste jaren wordt ook bij deze in principe benigne afwijking aan een totale strumectomie de voorkeur te geven teneinde het optreden van een recidief te vermijden. Dit heeft als reden dat de multinodulaire struma een ziekte betreft waarbij de hele schildklier is aangedaan. Vervelende complicaties hierbij zijn met name schade aan de n. recurrens en bij dubbelzijdig operatie hypoparathyreoïdie.

8 Vaatchirurgie

8.1

A Het gaat hier waarschijnlijk om lymfoedeem, met als differentiële diagnose een trombosebeen.
B Classificatie:
   - Primair lymfoedeem als gevolg van irritatie of aplasie van de lymfevaten. De gewoonste voorbeelden zijn *Milroy's disease* (congenitaal lymfoedeem van de onderste extremiteit) en lymfoedema precox.
   - Secundair lymfoedeem als gevolg van een mechanische blokkade van de lymfevaten, zoals tumor, door lymfekliertoilet en/of bestraling daarna, of recidiverende erysipelas dan wel cellulitis.
   - Flebolymfoedeem als complicatie van een langdurig bestaande chronisch veneuze insufficiëntie. Door afwijkingen in de venen van het diepe en oppervlakkige systeem (macrocirculatie) ontstaat er een verhoogde veneuze druk die tot in het capillaire vaatbed wordt voortgeleid. Hierdoor ontstaat een verandering in de microcirculatie met uitgezette capillairen, waardoor de interstitiële filtratie van de weefsels toeneemt.

   Classificatie voor lymfoedeem volgens Anderson:
   - graad I: *pitting* oedeem met geringe fibrose;
   - graad II: non-pitting oedeem met matige fibrose;
   - graad III: huidhypertrofie met insnoering van de huid;
   - graad IV: als graad III, met papillomateuze woekering en wratvorming;
   - graad V: klassieke elefantiasis.
C Been hoogleggen, uitwendige compressie en nauwgezette zorg om trauma te vermijden. Zelfs een klein trauma kan vaak leiden tot een recidiverende cellulitis en lymfangitis, die op zich weer verdere fibrose en exacerbatie van het oedeem met zich meebrengen. De patiënt moet daarom de aangedane extremiteit zeer voorzichtig behandelen. Het is verstandig om in een vroeg stadium antibiotica te geven, zelfs bij kleine verwondingen.
D Behandeling:
   - Conservatief: in de meeste gevallen is uitwendige compressie door middel van een gegradeerde pneumatische compressie, gevolgd door een aangemeten steunkous (klasse III of IV) en eventueel hoogleggen voldoende. Antibiotica voor de geringste infectie is noodzakelijk.
   - Operatief: chirurgisch interveniëren moet beschouwd worden als het laatste redmiddel indien, ondanks conservatieve behandeling, het oedeem progressief is met als gevolg een malfunctie van de extremiteit. Lymfangiografie en/of lymfscintigrafie is noodzakelijk voordat tot chirurgie kan worden overgegaan.
     - Reductiechirurgie (liposuctie) is bij lymfoedeem alleen geïndiceerd als niet-operatieve behandeling faalt en er mechanische en/of functionele bezwaren bestaan van het houdings- en bewegingsapparaat.

Na reductiechirurgie moet therapeutisch een elastische kous levenslang worden gedragen.
- Resectiechirurgie volgens Miller (gestageerde excisie) dient te worden voorbehouden voor lymfoedemen waarbij gewrichtsdestructie door overgewicht van de extremiteit een rol speelt.

Opgemerkt moet worden dat pogingen tot een lymfoveneuze shunt door middel van implantatie van een lymfeklier in een grote vene in feite geen blijvend resultaat hebben getoond. Lymfevatreconstructie door middel van microvasculaire technieken in gespecialiseerde centra lijkt als enige kans op succes te hebben.

8.2

A Er bestaat hier een varix, uitgaande van de craniale vena saphena magna bij de inmonding in de vena femoralis als uiting van een insufficiëntie in dit gebied.
B Beide kunnen in grootte toenemen bij hoesten; beide kunnen ook verdwijnen wanneer de patiënt gaat liggen.
C Met behulp van echografie is op eenvoudige wijze een onderscheid tussen deze twee te maken. In het geval van een saphenavarix zal bij aanzetten van de buikpers een sterke retrograde flow in dit gebied te zien zijn. Dit gebeurt niet bij een hernia femoralis. Verder zal er ongetwijfeld, gezien de anamnese, bij deze patiënt ook nog stamvaricosis waar te nemen zijn.
D Een insufficiëntie van de v. saphena magna met varixvorming bij de inmonding in de v. femoralis.
E Bij uitsluitend insufficiëntie van de saphenofemorale overgang onderbinden van de v. saphena magna bij zijn inmonding in de v. femoralis.
Indien tevens een insufficiëntie van de v. saphena magna bestaat, een korte strip hiervan (tot vlak onder de knie).
In de huidige tijd zal een endoveneuze laserbehandeling of radiofrequente ablatie toegepast worden. Ook de echosclerose is thans een methode voor het oblitereren van de insufficiënte v. saphena magna.

8.3

A Klachten rond de knie die een stijf gevoel in de knieholte geven, dat bij het lopen erger wordt, duiden eerder op gonartrosis dan op varicosis. Bij varicosis nemen de klachten door lopen juist af. Bij navraag bleek deze patiënt ook last te hebben van startpijn.
B Nader onderzoek van het kniegewricht is dus zinvol. In dit geval werden duidelijke crepitaties waargenomen.
C Een röntgenfoto bevestigde de diagnose gonartrosis (zie afbeelding).
D De behandeling moet gericht zijn op deze afwijking en niet op de varicosis. Deze patiënte zal geadviseerd worden af te vallen. Ook zal pijnmedicatie worden voorgeschreven.

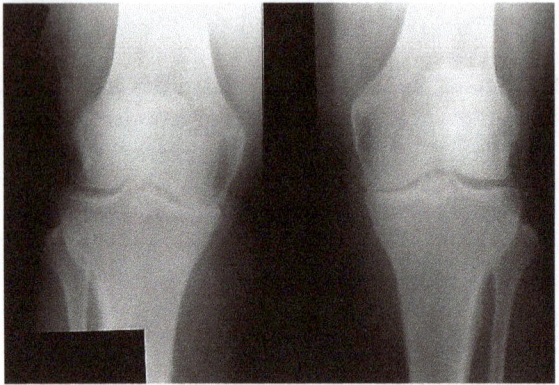

8.4

A Er bestaan hier varices in het stroomgebied van de vena saphena parva, waarschijnlijk op basis van een insufficiëntie van de v. saphena parva.
B Met behulp van een zak-dopplerapparaat of duplexonderzoek is de (in)sufficiëntie van de vena saphena parva goed na te gaan.
C Operatieve behandeling in de vorm van het onderbreken van de v. saphena parva bij zijn inmonding in de v. poplitea is thans verlaten. De beste behandeling is de echosclerose, waarbij onder duplexcontrole (echo-doppler) de v. poplitea wordt aangeprikt en een scleroserende foam in de v. saphena parva wordt gebracht. Deze behandeling wordt gevolgd door het aanbrengen van een steunkous. Ook kan de v. saphena parva geoblitereerd worden met behulp van laser- of VNUS-behandeling.
D Het probleem bij behandelen van dit type varices is de inmondingsplaats van de v. saphena parva in de v. poplitea. Deze kan sterk variëren: ter hoogte van de knieplooi tot 6 of 8 cm boven de knieplooi. Om deze reden is de exacte lokalisatie met behulp van duplexonderzoek zeer belangrijk. Betrekkelijk gemakkelijk kan bij chirurgie toch letsel van de n. suralis ontstaan. Bij een behandeling door echosclerose lijkt dat probleem echter voorbij.

8.5

A Behalve de varices bestaan er multipele gebieden met het aspect van naevus flammeus. Daarnaast valt op dat het been groter is dan het andere.
B Het Klippel Trénaunay-syndroom. Het veneuze bloed wordt weggemasseerd door de beweging van de kuitspier, die stopt na het lopen, terwijl er nog wel een verhoogde aanbod van bloed naar de benen bestaat.
C Multipele congenitale arterioveneuze fistels, die overigens geen significante arterioveneuze shunting veroorzaken.
D Het is van belang om ter bevestiging van de veneuze insufficiëntie en de arterioveneuze fistels een duplexonderzoek te doen, eventueel gevolgd door een MRA (MR-angiografie).
E De prognose is op zich gunstig, maar onbehandeld zal er in toenemende mate een klachtenpatroon van veneuze insufficiëntie optreden.

F Vaak is normale behandeling van de varicosis voldoende: compressietherapie als primaire behandeling en eventuele chirurgische behandeling (korte strip van de v. saphena magna en convolutectomie na zorgvuldige evaluatie). Meestal zullen de klachten daardoor geruime tijd verdwijnen. Een terughoudende benadering van dit probleem is op zijn plaats, vooral wat betreft excisie van hemangiomateuze naevi.

8.6

A Dit wijst op een forse veneuze insufficiëntie met een veneuze hypertensie distaal. Deze afwijking ontstaat door uitzetting van de kleine vaten in en direct onder de huid. Deze zijn vooral duidelijk rond de enkel, zich uitbreidend tot aan de binnenzijde van de voet.
B De behandeling bestaat uit het opheffen of verminderen van de veneuze hypertensie. In veel gevallen zal een steunkous (klasse II of III) voldoende zijn. Bij deze patiënt bestond er een insufficiënte perforans van Cocket, die werd behandeld met compressiesclerotherapie.
C De prognose is in dit geval gunstig. Maar wanneer voor de veneuze hypertensie geen duidelijke oorzaak te vinden is in de vorm van stamvene-insufficiëntie, zal naast eventuele compressiesclerotherapie vooral behandeling met behulp van een elastische ondersteuning (kousen) aangewezen zijn.

8.7

A Dit zijn zogenoemde blauwscheuten.
B De behandeling van voorkeur is compressiesclerotherapie, bijvoorbeeld door middel van 0,5% polidocanol. Ook behandeling met een *pulsed dye laser* behoort tot de mogelijkheden.
C Daar dit een niet-noodzakelijke behandeling is, moet de patiënt worden duidelijk gemaakt dat het hier om een cosmetische behandeling gaat, die ook negatieve effecten kan hebben doordat er pigmentatie achterblijft in het gebied van deze blauwscheuten. Het is dus mogelijk dat, hoewel dit niet de bedoeling is, een 'blauw adertje' wordt vervangen door een 'bruin adertje'.

8.8

A Gedurende de zwangerschap is het niet ongewoon dat er uitgebreide verwijding en insufficiëntie optreedt in de venen van de hele onderste extremiteit en het bekken. Dit omvat eveneens de communicerende aderen tussen het oppervlakkige en diepe systeem in het bekkengebied, zodat een uitstroom in de bovenste dij- en vulvastreek optreedt, met als gevolg insufficiëntie die een vulvaire en perineale varicosis veroorzaakt. De meest betrokken venen zijn die van de v. pudenda interna en de v. obturatoria.
B Na de zwangerschap verdwijnen de venen in het algemeen heel snel, maar bij enkele vrouwen zullen ze blijven bestaan als duidelijke spataderen. In het algemeen zal het tijdens de zwangerschap niet noodzakelijk zijn om invasieve therapie te bedrijven. Desalniettemin kan de betrokken zwangere er veel last van hebben en in dat geval is een (conservatieve) behandeling zinvol.

C Het uitgangspunt van de conservatieve behandeling is het geven van mechanische ondersteuning door middel van speciaal vervaardigde elastische kledingstukken. Een en ander kan eventueel gecombineerd worden met een elastische ondersteuning van de meestal ook aanwezige varicosis van de onderste extremiteit. Wanneer er enkele maanden na de zwangerschap nog steeds hinderlijke varices in dit gebied bestaan, kan een operatieve behandeling worden toegepast, gericht op het opheffen van de oorzaak van deze vulvaire varices.

8.9

A Het betreft hier een acute, oppervlakkige tromboflebitis.
B Door de speciale patho-anatomische bouw van de varicosis is er sprake van sterk verwijde vaten met een zeer dunne wand, waarin de flow soms turbulent en omgekeerd is, vooral bij de ambulante patiënt. Maar vaak ook bestaat er een volledige stagnatie wanneer de patiënt gedurende langere perioden stilstaat of zit zonder bewegen. De inductie van fibrinolysine in de venenwand, de natuurlijke lokale verdediging tegen trombose, zal onder deze omstandigheden verminderd zijn. Wanneer er eenmaal een trombus is ontstaan, kan het lichaam de trombusmassa alleen opruimen door middel van een ontstekingsreactie. Dit geeft het beeld van rubor, calor, tumor, dolor.
C Een ambulante behandeling is sterk aan te bevelen, met pijnstilling in de vorm van NSAID's. Anticoagulantia zijn in het algemeen niet noodzakelijk. De ontstekingsverschijnselen kunnen soms sneller tot staan gebracht worden wanneer het coagulum via een kleine steekopening wordt verwijderd, waarna weer bandagering volgt. Soms moet dit op uitgebreide wijze plaatsvinden door middel van multipele steekopeningen.
D De behandeling op de lange termijn zou kunnen bestaan uit het opheffen van een aanwezige staminsufficiëntie.
E Varicosis, immobilisatie, recente operatie, doorgemaakte diepe veneuze trombose (DVT) of tromboflebitis, zwangerschap, orale anticonceptie (OAC) of hormoonvervangende behandeling, obesitas, maligniteit, aangeboren verhoogde stollingsneiging.
F In dit geval is er geen sprake van een normaal veneus stelsel. Een oppervlakkige tromboflebitis in een normaal aderstelsel kan een aantal oorzaken hebben:
 – trauma;
 – toediening van een injectie met irriterende vloeistof;
 – een gegeneraliseerde verandering in de samenstelling van het bloed bij een bloedziekte of bij maligniteit.

8.10

A Er is hier sprake van een pijnloos, enkelzijdig pitting oedeem. Daar kunnen verscheidene oorzaken voor zijn:
 – posttrombotische status;
 – uitwendige compressie van de vena iliaca communis of externa of van de vena femoralis poplitea;
 – insufficiënte kleppen in de diepe venen;

– massieve insufficiëntie in de oppervlakkige aderen kan zeker ook oedeem veroorzaken, maar meestal niet ernstig en vaak alleen als adjunctieve oorzaak bij een algemene neiging om oedeem te vormen (dit is vooral zo bij oudere patiënten);
   – obstructie door:
     - tumor;
     - hernia femoralis;
     - bursa poplitea (Bakerse cyste).
B Voor de diagnostiek kunt u gebruikmaken van een duplexonderzoek van het veneuze systeem. Bij deze patiënt was sprake van een concentrische stenose in de v. iliaca externa over een lengte van ongeveer 8 cm, met daarin een verhoogde flow. Dit wijst op een stenose, mogelijk door een circulair groeiende tumor, maar berustte in dit geval op een aspecifieke vasculitis (zie röntgenfoto).
C In het algemeen zal behandeling bestaan uit elastische compressietherapie. Voor chirurgie bestaat een beperkte indicatie, tenzij het duidelijk is dat er een veneuze oorzaak is die zich chirurgisch laat benaderen. Conservatieve behandeling bestaat uit:
   – slapen met een verhoogd voeteneinde;
   – elastische kousen dragen;
   – af en toe pneumatische compressieapparatuur gebruiken.

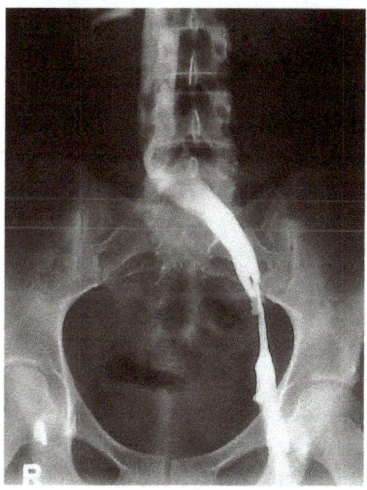

8.11

A Naar alle waarschijnlijkheid bestond er toch een afsluiting van het diepe veneuze systeem, waarin de vena saphena magna een belangrijke rol speelt bij de veneuze afvloed uit het been. Na de operatie was deze afvloedmogelijkheid opgeheven, met als gevolg een ernstig toegenomen veneuze insufficiëntie.
B Via duplexonderzoek is meer te weten te komen over de status van het diepe veneuze systeem. In dit geval bleek dat de v. femoralis superficialis in het craniale gedeelte vrijwel geoblitereerd was en voor het overige een vernauwde, kleppenloze pijp was.
C Om een bypass naast de geoblitereerde v. femoralis te maken is de v. saphena magna van de contralaterale zijde te gebruiken. Dit is een operatie die lang niet altijd voldoende

resultaat oplevert. Adequate elastische ondersteuning van het veneus insufficiëntiesyndroom zal de enige oplossing zijn. De prognose voor dit chronische veneuze insufficiëntiesyndroom is ongunstig.

8.12

A   Een diabetische micro-angiopathie, die tevens een diabetische neuropathie met zich meebrengt en een verhoogde gevoeligheid voor infectie.
B   Bij roken speelt een aantal factoren een rol, zoals:
 – nicotine dat een vasospasme veroorzaakt;
 – geïnhaleerd CO dat carboxyhemoglobine zal geven, met als gevolg een verminderd O_2-dragend vermogen van het bloed;
 – verhoogde plaatjesadhesie.
C   Begonnen zal worden met een niet-invasief onderzoek: enkel-arm-index, arterieel duplexonderzoek.
D   Bij een verlaagde enkel-arm-index en/of aanwijzingen voor een stenose bij duplexonderzoek zal het noodzakelijk zijn een MRA of angiografie te vervaardigen.
E   Staken van het roken is een absolute vereiste, ook indien er vaatreconstructieve chirurgie wordt gedaan. Het is aangetoond dat patiënten die bleven doorroken na reconstructieve vaatchirurgie veel vaker een reocclusie kregen dan zij die het roken gestaakt hebben. Daarnaast moet de diabetes scherp worden ingesteld.
Wanneer de arteriografische afwijkingen zich ervoor lenen, kunnen deze eventueel met interventieradiologische of vaatchirurgische technieken worden geattaqueerd.

8.13

A   De diagnose is een afsluiting in de a. iliacae en/of de distale aorta en varicosis.
B   Het is hier duidelijk een arterieel probleem, aangezien deze patiënt bij het lopen toenemend klachten krijgt. Veneuze klachten verminderen in het algemeen door lopen.
C   Nadere diagnostiek: allereerst niet-invasief (enkel-arm-index, arterieel duplexonderzoek), gevolgd door meer invasief onderzoek (MRA, eventueel angiografie).
D   Er dient bij deze jonge vrouw naar alle waarschijnlijkheid een chirurgische of interventieradiologische vaatreconstructie plaats te vinden, die zal afhangen van het preoperatief onderzoek. De patiënte moet in ieder geval met klem geadviseerd worden het roken te staken, aangezien dat in combinatie met de diabetes de prognose sterk in negatieve zin beïnvloedt.

8.14

A   Er is hier sprake van een trombosebeen.
B   De afsluiting bevindt zich waarschijnlijk in de vena poplitea en daaronder.
C   Een veneus duplexonderzoek is voldoende om vast te stellen of hier sprake is van een trombose van de vena poplitea.

D   Een antistollingsbehandeling dient plaats te vinden, met coumarinen of laagmoleculaire heparine en ambulante therapie met elastische steunkous. Dat is zeker het geval bij een wat langer bestaande, aanvankelijk niet-herkende trombose.

8.15

A   De diagnose is perifeer arterieel vaatlijden, waarschijnlijk centraal aangrijpend.
B   Het feit dat de patiënt al een myocardinfarct heeft doorgemaakt en desondanks nog steeds veel rookt, maakt deze diagnose zeer waarschijnlijk. Zowel het myocardinfarct als de huidige klachten zijn immers uitingen van een gegeneraliseerd vaatlijden.
C   Begonnen zal worden met non-invasieve diagnostische methoden, zoals de enkel-arm-index en een arterieel duplexonderzoek. Afhankelijk van deze bevindingen zal overwogen worden verdere beeldvorming toe te passen.
D   Bij deze patiënte werd een occlusie van de beide aa. iliacae communes gevonden. Er is hier sprake van het syndroom van Lériche. Het is in dat geval niet mogelijk een Seldinger-arteriografie via één van de femorale arteriën uit te voeren. Een translumbale aortografie is wel mogelijk. Tegenwoordig zal de diagnostiek echter bestaan uit een MRA (zie röntgenfoto).
E   In eerste instantie zal de patiënte moeten ophouden met roken en zal ze moeten afvallen. Intussen kan ook een looptrainingsprogramma worden afgesproken. Haar cardiale toestand moet worden verbeterd.
F   Indien aan deze voorwaarden is voldaan, komt zij in aanmerking voor een aortabifurcatieprothese.

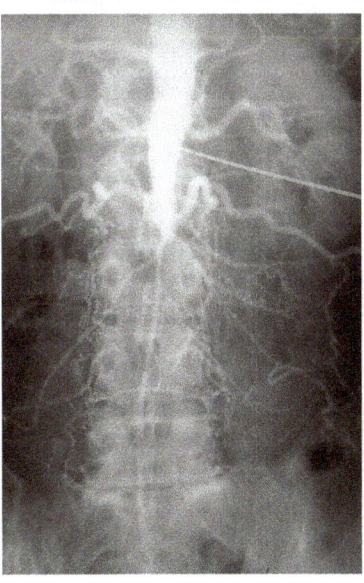

8.16

A De diagnose is, gezien de anamnese en de klacht, bekkenvenentrombose. Er zijn flink veel afwijkingen die gepaard kunnen gaan met bekkenvenentrombose en die daar bovendien op enige manier een causaal verband mee lijken te hebben, zoals varicosis, immobilisatie, recente operatie, doorgemaakte diepe veneuze trombose (DVT) of tromboflebitis, zwangerschap, orale anticonceptie (OAC) of hormoonvervangende behandeling, obesitas, maligniteit, aangeboren verhoogde stollingsneiging. Verder treedt in een flink aantal gevallen de diepe veneuze trombose op zonder aanwijsbare oorzaak. Zwangerschap geeft een verhoogde kans op trombose doordat er een verandering in de hormonale situatie ontstaat, met een effect op de hoeveelheid circulerend antitrombine 3.

B Gezien de zwangerschap van deze patiënte is alleen een veneus duplexonderzoek aan de orde.

C Een dergelijke type veneuze trombose is een ernstige toestand, waarvoor in het algemeen anticoagulantia gebruikt worden, te beginnen met heparine, gevolgd door coumarinen of laagmoleculaire heparine. In verband met de zwangerschap van de patiënte zal zij in eerste instantie behandeld moeten worden met heparine. Heparine kan de placenta niet passeren, coumarine daarentegen wel. Het is zinvol om daarna over te gaan op subcutaan toegediende laagmoleculaire heparine, in combinatie met een elastische ondersteuning.

8.17

A Er kan sprake zijn van claudicatio intermittens op basis van perifeer arterieel vaatlijden, maar ook een zogenaamde neurogene claudicatio of het syndroom van Verbiest is een mogelijkheid.

B Om tussen deze twee afwijkingen te differentiëren, zal een röntgenfoto van de lumbale wervelkolom gemaakt moeten worden (zie afbeeldingen), gevolgd door een neurologisch onderzoek. Verder moeten een enkel-arm-index en een arterieel duplexonderzoek plaatsvinden.

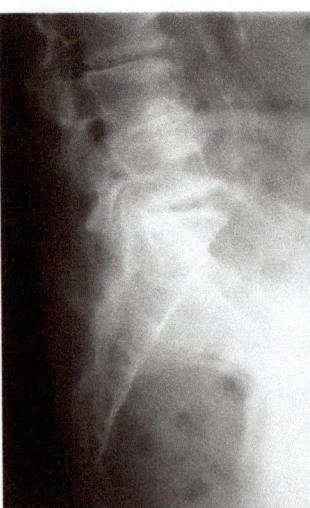
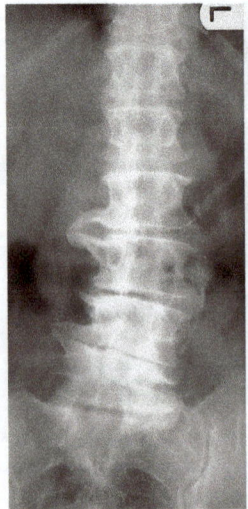

C Bij een 76-jarige vrouw is een conservatieve benadering van dit probleem aangewezen, waarbij fysiotherapie, gericht op het rugprobleem, naar alle waarschijnlijkheid haar klachten zal kunnen verlichten.

8.18

A Dit is een spierhernia. Deze wordt vaak verward met een blow-out van een insufficiënte v. perforans.
B Differentiatie is betrekkelijk eenvoudig. Door patiënt het been te laten optillen zal in het geval van varicosis de zwelling min of meer aanwezig blijven, terwijl die bij een spierhernia zal verdwijnen. Met een zak-dopplerapparaat of een duplexonderzoek zal geen vaatgeruis of vaatstructuur waargenomen kunnen worden.
C Behandeling is meestal niet noodzakelijk, tenzij de patiënt hinder van de aandoening ondervindt.
D De behandeling bestaat in dat geval uit het vergroten van de opening in de fascie. Daardoor wordt de spanning beter verdeeld, zodat de klachten verdwijnen. Het sluiten van de opening heeft meestal geen zin, daar dit tot een zeer snel recidief zal leiden.

8.19

A Er is hier sprake van een ulcus cruris, echter niet op veneuze basis.
B Deze kneuswond heeft een trage genezingstendens doordat hij aan de onderste extremiteit zit. Hierbij treedt oedeemvorming op. Door de oedeemvorming verslechtert de doorbloeding, waardoor de genezingstendens extra vertraagd wordt en zo ontstaat een vicieuze cirkel.
C De behandeling van voorkeur is een eenvoudig compressieverband; door het wegdrukken van het oedeem kan de wond in een betrekkelijk snel tempo tot genezing gebracht worden.

8.20

A Er is hier sprake van een diabetische voet. Voetcomplicaties behoren tot de ernstigste en kostbaarste complicaties van diabetes. Tot 15 procent van de diabetici loopt een grote kans om in een bepaalde fase van hun leven een voetulcus te ontwikkelen, zeker als zij al langer dan zeven jaar aan diabetes lijden. De drie belangrijkste oorzaken van diabetische voetulcera zijn: neuropathie door microangiopathie, slechte bloedsomloop (ischemie, microangiopathie) en infectie.
B Nagegaan moet worden of de perifere pulsaties aanwezig zijn en hoe het met de sensibiliteit staat.
C Een röntgenfoto van de teen teneinde vast te stellen of er een osteïtis of osteolyse is opgetreden. Verder is een enkel-arm-index aan te bevelen en bij afwezige pulsaties arterieel duplexonderzoek.
D Deze afwijking wordt in het algemeen veroorzaakt door een verminderde sensibiliteit aan de voet en teen, waardoor gemakkelijk een drukulcus kan ontstaan die secundair infecteert.

E De behandeling bestaat uit het saneren van de afwijking en antibiotica zoals clindamycine.
Bij het bestaan van een osteolyse van de basis phalangis pedis is het verstandig om transfalangeale dan wel transmetatarsale amputatie te verrichten om te voorkomen dat de ontstekingsreactie steeds verder voortschrijdt. Vaatreconstructie als daar aangrijpingspunten voor zijn.
Strikte bedrust is absoluut noodzakelijk, met hoogleggen van het been bij oedeem.
Antibiotica worden in situaties als deze veel gegeven, hoewel nog niet bewezen is dat dit een beter resultaat oplevert.

8.21

A Phlegmasia coerulea dolens.
B Een massieve iliofemorale trombose, die als een phlegmasia alba dolens kan beginnen, zoals in dit geval, maar dat is lang niet altijd het geval.
C Tintelingen en een doof gevoel in het onderbeen en vooral de tenen kunnen de eerste aanwijzingen vormen dat de phlegmasia coerulea op til is.
D Met een arteriële embolie, waarbij eveneens de arteriële pulsaties moeizaam te palperen zijn. Maar de afwezigheid van pulsaties in een sterk gezwollen, pijnlijke, warme en paarse extremiteit suggereert een blokkade van een hoofdader en niet zozeer van een arterie.
E De behandeling zal een combinatie zijn van anticoagulatieve therapie en een interventieradiologische en/of chirurgische ingreep, bestaande uit een trombolyse of trombectomie in de v. femoralis en/of v. iliaca. Desondanks kan deze afwijking zich nogal eens ontwikkelen tot een voorvoetnecrose.

9 Mannelijk genitaal

9.1

A Er is hier sprake van een torsio testis.
B Deze afwijking komt het meest voor bij patiënten tusssen de 12 en 18 jaar. Torsie geeft aanleiding tot een circulatiestoornis, die uiteindelijk leidt tot een testisnecrose. Daarom is ingrijpen op korte termijn noodzakelijk.
C De oorzaak is in het algemeen gelegen in een hoge insertie van de tunica vaginalis aan de funiculus. Torsie kan ook optreden in de funiculus boven de tunica vaginalis testis, maar vindt in het algemeen plaats binnen de tunica vaginalis testis. Een enkele maal treedt de torsie op tussen de testis en de aanhechtingsplaats van de epididymis binnen de tunica vaginalis (zie tekening).
D Te differentiëren van:
Torsie van het appendiculaire aanhangsel aan de testis; de meest voorkomende is die van de appendix testis aan de bovenpool. In een vroeg stadium is dit nog te onderscheiden van een torsio testis. De pijn is dan gelokaliseerd aan de bovenpool van de testis en kan met behulp van een potlood als een welomschreven drukpijnlijke plaats vastgesteld worden, terwijl bij de torsio testis de gehele testikel pijnlijk is. Al na enkele uren is dit onderscheid niet meer te maken.
Epididymitis of epididymo-orchitis. Acute epididymitis treedt slechts zelden op bij prepuberale mannen en is ook in de late adolescentie zeldzaam. Wanneer epididymitis bij kinderen optreedt, is er altijd een begeleidende urineweginfectie met symptomen van koorts en pyurie.
Een testistumor kan in zeldzame gevallen ook een acuut beeld geven met heftige pijn. Met behulp van duplexonderzoek is te differentiëren tussen een tumor, een epididymitis en een torsio testis. In het eerste geval wordt een maligne bloedstroompatroon en in het tweede geval een sterk verhoogde bloedstroom waargenomen, tegenover een sterk verminderde bij de torsio testis.

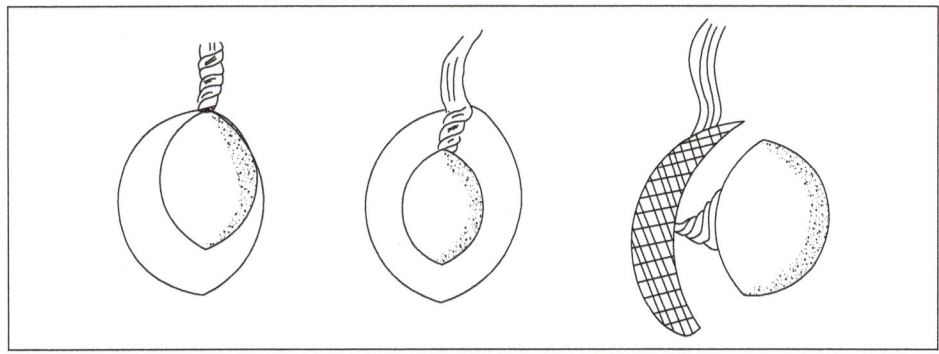

E   In eerste instantie valt te trachten de testis terug te draaien, zeker in het acute stadium is dit de moeite waard omdat de patiënt dan zeer snel van zijn pijnklachten verlost is. Bij deze handeling zal, wanneer de verkeerde richting op gedraaid wordt, de pijn toenemen. Bij draaien in de goede richting kan de testis plotseling tussen de vingers door glippen doordat deze zichzelf detordeert.

Of de derotatie nu gelukt is of niet, in beide gevallen dient exploratie plaats te vinden. Na een succesvolle derotatie hoeft deze ingreep echter minder snel te worden verricht. Dit kan transscrotaal gedaan worden, waarbij in eerste instantie inspectie van de testis zal geschieden. Is deze levensvatbaar, dan is een orchidopexie aangewezen. Is de testis niet levensvatbaar, dan dient een orchidectomie te geschieden.

Het behouden van de testis, ook al is deze niet levensvatbaar, is ter wille van de hormonale functie niet nodig. Voor de hormonale functie is één levensvatbare testikel voldoende. Bij langdurige follow-upstudies is aangetoond dat bij behoud van de niet-vitale testis in twee derde deel van de gevallen een atrofie optreedt, maar dat er in 80 tot 90 procent van de gevallen ook afwijkingen in het sperma ontstaan, qua volume, aantal en beweeglijkheid van de spermatozoïden. Wanneer de getordeerde, niet-levensvatbare testis was verwijderd, werd daarentegen een normaal semen gezien. Het zou kunnen zijn dat dit wordt veroorzaakt door een auto-immuuneffect, opgewekt vanuit de behouden niet-vitale testis.

Ook de niet-getordeerde testis aan de contralaterale zijde dient te worden gefixeerd.

9.2

A   Deze afwijking is een hydrokèle testis. Deze diagnose is in de eerste plaats te verifiëren doordat de zwelling aan de bovenkant is af te grenzen en in de tweede plaats door middel van transilluminatie en eventueel echografie.
B   Het beloop van de afwijking bij deze patiënten is dat de zwelling geleidelijk groter wordt. Deze kan zó in grootte toenemen dat aanpassing van de broek noodzakelijk wordt.
C   Hydrokèle testis kan congenitaal of verworven zijn. De congenitale hydrokèle is het gevolg van een opengebleven processus vaginalis en kan soms spontaan verdwijnen, zodat afwachten zinvol is. De verworven hydrokèle kan primair of secundair zijn. Van de verworven primaire hydrokèle, die het meest voorkomt, is niet duidelijk wat de oorzaak is. De secundaire kan acuut optreden of chronisch ontstaan. In geval van een chronische secundaire hydrokèle is een ontsteking – zoals bij epididymitis – of tumor – zoals bij testiscarcinoom – de oorzaak. Bij deze patiënt is er sprake van een verworven primaire hydrokèle.
D   De behandeling bestaat uit punctie om de zwelling te ontlasten. Afhankelijk van de grootte van de zwelling is het mogelijk hierin aethoxysklerol achter te laten. Ook kan de operatie geschieden volgens de methode Lord, waarbij de tunica vaginalis wordt gereefd.
E   Afhankelijk van de oorzaak is de prognose gunstig te noemen.

9.3

A   Er is een grote zwelling die beperkt blijft tot de linkerzijde van het scrotum. Er is geen aanwijzing van scrotaal oedeem of acute ontsteking.
B   Kunt u erboven komen? Zo niet, dan is er waarschijnlijk sprake van een liesbreuk. Als u er wél boven kunt komen, is de afwijking tot het scrotum beperkt.
Is de afwijking solide of cysteus? Is deze cysteus, dan kan er sprake zijn van een hydrokèle testis en van een spermatokèle indien de testis van de zwelling af te scheiden is. Bestaat er een solide afwijking in het gebied van de epididymis, dan kan een ontsteking (acute of chronische epididymitis), zoals bij tuberculose, de oorzaak zijn. In het geval van een solide testisafwijking kan een maligne nieuwvorming of eventueel syfilis in het geding zijn.
C   De translucentie is in dit geval te verklaren uit het bestaan van een lichte symptomatische hydrokèle, zoals vaker wordt gezien bij een testistumor. Dat is de meest waarschijnlijke diagnose bij deze patiënt. Immers, inflammatoire afwijkingen van de testis zijn in het algemeen pijnlijk. Hoewel testistumoren meestal pas worden opgemerkt wanneer deze een zwaar gevoel veroorzaken of doordat de testis misvormd is, kan soms een stormachtig begin zoals orchitis, epididymitis of torsio testis wijzen op het bestaan van een maligne proces. Een enkele keer is de tumor zelf zo symptoomarm dat ofwel de metastasen de eerste uiting vormen van de aanwezigheid van een testistumor ofwel de ontwikkeling van hormonale symptomen zoals een gynaecomastie.
De indeling van testistumoren is als volgt.
– Germinatieve celtumoren:
  • seminoom (ca. 55%);
  • non-seminoom: embryonaal carcinoom, (im)matuur teratoom, dooierzaktumor, choriocarcinoom.
– Stromale tumoren:
  • Leydig-celtumor;
  • Sertoli-celtumor;
  • granulosa-celtumor.
D   Via een inguinale incisie zal een exploratie moeten plaatsvinden om door afklemming van de funiculus verspreiding van tumorcellen te voorkomen.
E   Het zogenaamde symptoom van Chevassu: kronkelende venen op de tunica albuginea testis. Er zal een orchidectomie uitgevoerd moeten worden.
F   Preoperatief laboratoriumonderzoek:
– a-foetoproteïne (AFP) verhoogd bij:
  • 75% van de embryonale carcinomen;
  • 65% van de teratocarcinomen;
– a-foetoproteïne (AFP) niet verhoogd bij zuiver seminoom of choriocarcinomen;
– bèta-humaan choriogonadotrofine (Ð HCG) verhoogd bij:
  • 100% van de choriocarcinomen;
  • 60% van de embryonale carcinomen;
  • 60% van teratocarcinomen;
  • 10% van de zuivere seminomen.
Vaak zal een echografie van de testis plaatsvinden.
Wanneer de tumor pathologisch-anatomisch is bevestigd, moet onderzoek gedaan worden naar uitbreiding in de lymfeklieren door middel van een CT-scan van abdomen en thorax.

G Voor de stadiëring van testistumoren wordt verwezen naar de richtlijn testistumoren (www.oncoline.nl).
H De behandeling van testistumoren zal geschieden in gespecialiseerde centra. Zij behoren door de ontwikkelde chemotherapie tot de maligne tumoren met de beste prognose.
I Seminomen zijn zeer gevoelig voor radiotherapie. Voor tumoren zonder lymfekliermetastasen is de vijfjaarsoverleving vrijwel 100 procent.
Voor de overige tumoren geldt:
– gelokaliseerde tumoren: 80 procent vijfjaarsoverleving;
– lokale verspreiding: 40 procent vijfjaarsoverleving;
– metastasen op afstand: 20 procent vijfjaarsoverleving.

9.4

A Paraphimosis.
B Deze toestand wordt bereikt door retractie van een nauw preputium die vervolgens wordt veronachtzaamd of waarbij het niet mogelijk is het preputium over de glans terug te krijgen. Het kan optreden na coïtus, masturbatie of indien bij een verblijfskatheter de voorhuid niet over de glans wordt teruggebracht. In dat laatste geval hoeft er geen vernauwde voorhuid te bestaan maar is, doordat de katheter in de uretra aanwezig is, een relatieve vernauwing van het preputium ontstaan.
C De nauwe ring van het preputium veroorzaakt een compressie van de dorsale venen en lymfevaten, waardoor oedeem en zwelling van het voorste deel van het preputium zal optreden. Ook de glans zal oedemateus gaan worden. Uiteindelijk kan een necrose van het preputium ontstaan.
D In het merendeel van de gevallen is het mogelijk om door massage de nauwe ring van het preputium over de glans te brengen. Vaak dient dit te geschieden onder geleidingsanesthesie door een depot lidocaïne aan de basis van de penis te leggen. Een andere methode is een met ijs gevulde rubberhandschoen om de penis te leggen. Door het slinken van de penis zal het preputium vanzelf op zijn plaats komen. Het is dus slechts zelden noodzakelijk de stenoserende ring van het preputium te inciseren.

9.5

A Een niet-scrotale testis van het type retentio testis.
B Retractiele testis is een normale, volledig ingedaalde testikel waarbij een zeer actieve cremasterreflex de testis tot in de uitwendige liesring kan optillen. Bij voorzichtig onderzoek kan de testikel tot in het scrotum gebracht worden.
Retentio testis, waarbij de testis in het geheel niet of alleen onder lichte manuele druk in het scrotum te brengen is, maar daar nooit blijft liggen. De testis is nog gelokaliseerd in het normale indalingstraject.
Ectopische testis, die zich duidelijk buiten het normale indalingstraject bevindt.
C De testis is gemakkelijk zichtbaar en ligt daarom oppervlakkig bij de uitwendige liesring. Indien deze nog ín het lieskanaal zou liggen, dan zou hij zeker niet zichtbaar zijn, waarschijnlijk niet eens palpabel.

D Complicaties van een ectopische testis kunnen zijn:
- een verminderde spermatogenese en eventuele steriliteit, zeker wanneer het bilateraal voorkomt;
- een verhoogd risico op een torsio testis;
- een verhoogd risico op trauma;
- een verhoogd risico op maligne verandering, die zelfs aanwezig blijft wanneer een chirurgische correctie wordt uitgevoerd.

Het is niet mogelijk gebleken om primaire (congenitale) afwijkingen te onderscheiden van verworven afwijkingen door een niet-scrotale ligging van de testis.

E Het is tot nog toe niet mogelijk gebleken om op overtuigende wijze aan te tonen dat er van hormonen die in verband gebracht zouden kunnen worden met een testismigratie, zoals testosteron, HCG en LHRH, een invloed uitgaat op de niet-ingedaalde testis en zijn adnexa. Het antwoord op deze vraag is dus neen.

F Hier moet een orchidopexie of orchidofuniculolysis uitgevoerd worden. Dat houdt in dat testikel, gubernaculum en funiculus worden gemobiliseerd, waarna ze via een inguinale benadering in het scrotum worden gebracht en gefixeerd. Deze operatie moet zo vroeg mogelijk uitgevoerd worden, bij voorkeur vóór het tiende levensjaar. Een eventuele co-existente breukzak moet tegelijkertijd verwijderd worden.

Behandelingschema niet-scrotale testis:
- Ectopische testis: alleen chirurgische behandeling.
- Retentio testis, afhankelijk van de laagste positie waarin de testis gebracht kan worden:
  - testis buiten het lieskanaal, maar kan in het scrotum gebracht worden: LHRH-behandeling;
- hogere lokalisatie: chirurgische ingreep.

9.6

A Een met de glans verkleefde voorhuid.
B Hoewel dit een congenitaal beeld is, kan het ook versterkt worden door trauma (o.a. pogingen om met kracht het preputium terug te trekken) of als gevolg van een chronische balanitis.
C Het preputium is normaal niet terug te schuiven in de eerste levensmaanden als gevolg van congenitale verklevingen tussen de glans en het preputium. Aan het eind van het eerste jaar is 50 procent los en kan teruggeschoven worden. Tegen het derde of vierde jaar is de overgrote meerderheid terugschuifbaar.
D Het preputium beschermt de glans en de urethra-opening tegen de excoriatie door een ammoniakale dermatitis.
E Circumcisie kan uitgevoerd worden bij kinderen op religieuze gronden, wanneer een phimosis aanwezig is of in gevallen waarbij het preputium niet teruggeschoven kan worden na de leeftijd van 4 jaar.

9.7

A Plaveiselcelcarcinoom van de penis (peniscarcinoom).
B Verspreiding:
  – Lokaal: de tumor kan door het preputium ulcereren en kan zich lokaal uitbreiden door de penisschacht.
  – Via lymfebanen naar de inguinale lymfeklieren.
  – Hematogeen, met name naar de longen. Dit is echter een laat verschijnsel en en komt niet frequent voor.
C Etiologische factoren:
  – Leeftijd: de kans op plaveiselcelcarcinomen neemt toe met de leeftijd.
  – Circumcisie: deze afwijking wordt eigenlijk niet gezien bij mannen die kort na de geboorte zijn besneden.
  – Geografie: hogere incidentie in de oriënt.
  – Phimosis: van oudsher bekend als etiologische factor.
  – SOA: hoge incidentie van geslachtsziekten bij patiënten met peniscarcinoom (relatie met HPV).
  – Sociaaleconomisch: hogere incidentie in armere landen.
D Bloeding vanuit de ulcererende inguinale lymfeklieren.
E Voor de behandeling van dit type tumor, die in het algemeen in gespecialiseerde centra zal geschieden, wordt verwezen naar de richtlijn peniscarcinoom op www.onconline.nl.

9.8

A Zichtbaar zijn uitgezette variceuze venen in de funiculus spermaticus, uitgaande van de plexus pampiniformis. Dit is een varicokèle.
B De meeste varicokèles zijn symptoomloos, maar kunnen soms een wat zwaar gevoel in het scrotum geven. In het algemeen worden ze opgemerkt bij tieners tot in de jonge volwassen leeftijd. In 95 procent van de gevallen is de linkerzijde aangedaan. Soms veroorzaakt deze afwijking een verminderde spermatogenese en daarom wordt dit nogal eens ontdekt bij een fertiliteitsonderzoek.
C Het zijn grote, dikke spataderen in de plexus pampiniformis die bij palpatie van het scrotum een sensatie geven van een zak gevuld met pieren.
D De meeste zijn idiopathisch. In een enkel geval ligt de linker a. testicularis over de vena renalis, en kan deze afsluiten. In ongeveer een 0,5 procent van de gevallen kan een niercelcarcinoom langs de vena renalis uitgroeien en de vena testicularis obstrueren.
E Onderbinden van de plexus pampiniformis via wisselsnede hoog in de lies is alleen geïndiceerd wanneer er pijnklachten bestaan of indien er sprake is van een sterk verminderde spermatogenese.

9.9

A Het is opvallend dat de voorhuid zich vooral aan de dorsale zijde van de penis bevindt. Het frenulum glandis ontbreekt en het orificium urethrae is niet op de top van de penis zichtbaar, maar bevindt zich meer scrotaalwaarts.

B   Er is hier sprake van een hypospadie. Deze was overigens bij de geboorte al bekend, maar heeft in het geboorteland van dit jongetje niet tot actie geleid.
C   Circumcisie dient hier zeker niet plaats te vinden, daar deze huid voor een reconstructie gebruikt moet worden.
D   Een plastische reconstructie, waarbij het orificium urethrae naar de top van de glans wordt verplaatst, al dan niet met gebruikmaking van de preputiumhuid.

9.10

A   Aangezien de zwelling min of meer los van de testis te palperen valt en zich aan de bovenzijde van de testis bevindt, is dit een spermatokèle.
B   In het algemeen geeft deze afwijking weinig klachten, ook al omdat deze meestal beperkt van omvang is.
C   Het is een retentiecyste van een tubulus van de rete testis van de kop van de epididymis. De inhoud bestaat uit een melkachtige vloeistof die spermatozoa bevat. Spermatokèles zijn de gewoonste cysteuze afwijkingen van het scrotum.
D   Kleine spermatokèles behoeven geen behandeling, maar eventueel valt een punctie te overwegen. Grotere zijn te puncteren, waarbij eventueeel een sclerosans ingebracht kan worden. Bij recidief of een grote die klachten geeft, is excisie aangewezen. Behandeling van een spermatokèle zal eventuele verminderde vruchtbaarheid niet verbeteren.

10   Steun- en bewegingsapparaat

10.1

A   Er bestaat hier een uitsparing in het trochantermassief, die zeer suspect is voor een botmetastase.
B   Waarschijnlijk is dit het gevolg van een metastase van het mammacarcinoom.
C   Aangezien vooral op de axiale foto meer dan een derde van de circumferentie van het bot lijkt te zijn aangevreten, is het verstandig om een profylactische osteosynthese te verrichten – bijvoorbeeld met een *dynamic hipscrew* (DHS) – waarna radiotherapie kan worden toegepast, gevolgd door chemotherapie of hormonale therapie.

10.2

A   Bij het acute enkelletsel is het ontstaan van een fractuur mogelijk. Voor de diagnostiek daarvan in de eerste vier à vijf dagen na het letsel worden de *Ottawa ankle rules* gehanteerd (zie figuur). Volgens deze regels is er een indicatie voor röntgenonderzoek van de enkel en/of middenvoet als de patiënt pijn aangeeft in het malleolaire gebied en er sprake is van:
- onmacht tot belasten van de enkel (vier stappen lopen zonder hulp), of:
- pijn bij palpatie van de dorsale en caudale zijde van de laterale malleolus (onderste 6 cm) (A), of:
- pijn bij palpatie van de dorsale en caudale zijde van de mediale malleolus (onderste 6 cm) (B), of:
- pijn bij palpatie van de basis van het os metatarsale V (C), of:
- pijn bij palpatie van het os naviculare (D).

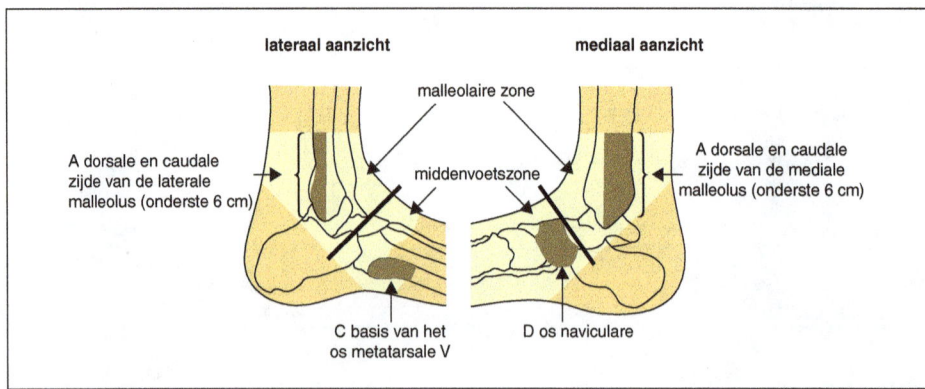

Ottawa ankle rules (naar: Bachmann L, et al. BMJ 2003;326:417-23).

Andere op een fractuur van de middenvoet duidende onderzoeksbevindingen zijn:
- asdrukpijn in de voorvoet of de hiel;
- drukpijn op het verloop van de fibula, duidend op de zogenaamde maisonneuvefractuur.

B Of de diagnose enkelfractuur of enkeldistorsie luidt, is afhankelijk van de resultaten van het onderzoek beschreven onder A.
C Als aanvullend onderzoek kan een röntgenfoto gemaakt worden ter uitsluiting van een fractuur, maar alleen als daar aanwijzingen voor zijn (zie onder A).
D Na uitsluiting van een fractuur is de behandeling afhankelijk van de mate van zwelling.
- Bestaat er weinig weefselzwelling, dan kunt u ervan uitgaan dat er slechts een verzwikking heeft plaatsgevonden. Ondersteuning met een korte-rek elastische zwachtel zal dan voldoende zijn.
- Is er een duidelijk hematoom of zijn er meer pijnklachten en een grotere zwelling, dan zijn in eerste instantie ijsapplicatie en hoogleggen van de voet met rust geven en vervolgens het aanbrengen van een steunend verband voldoende. Eventueel kan een gipsspalk worden aangelegd. Is de zwelling voldoende verminderd, dan kan een bandage worden aangelegd.
- Bestaat er een groot hematoom met veel bewegingspijn, dan is het aanleggen van een achterspalk nuttig, omdat dit de patiënt veel rust geeft en de pijn doet verminderen.

Na vijf tot zeven dagen kan er – als de diagnose niet helemaal zeker is – worden overgegaan tot een nieuwe beoordeling en wordt voor het afslanken van de enkel een tapeverband of een brace (bijv. PushBrace of Malleotrain) aangelegd. Na het aanleggen van deze bandage dient de patiënt te gaan lopen. Hij moet hieromtrent worden geïnstrueerd.

10.3

A Er bestaat een valgusstand van de linker femurkop. Deze staat als een 'hoed op een kapstok' (zie tekening), dat wil zeggen dat er sprake is van een zogenaamde geïnclaveerde mediale collumfractuur.
B Bij inspectie valt op dat de patiënt het been kan optillen en dat passief bewegen niet erg pijnlijk is. Wel bestaat er drukpijn in de lies en asdrukpijn bij druk op het trochantermassief.
C Bij deze 80-jarige is het verstandig om ondanks de inclavatie de femurkop te fixeren met een drietal spongiosaschroeven of een DHS. Op indicatie is een volledig conservatieve behandeling te overwegen.

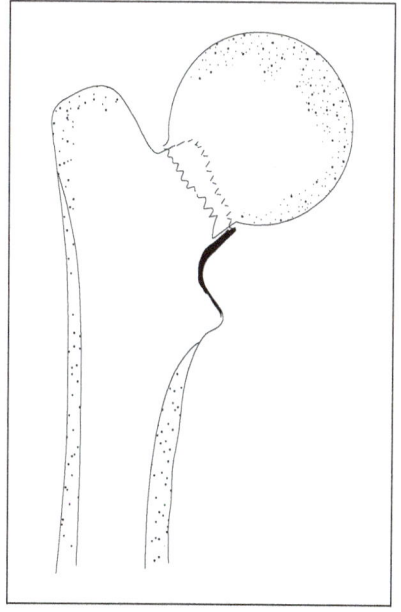

10.4

A Er bestaat een duidelijke hydrops met opgevulde recessus superior en verstreken parapatellaire groeven.
B Lichamelijk onderzoek:
   - Actief en passief functieonderzoek. Bij deze man is er een geringe strekbeperking en volledige flexie is evenmin mogelijk.
   - Testen van het bandapparaat: in lichte flexiestand nagaan of er abnormale bewegingsmogelijkheid in de zin van varus of valgus bestaat. Die bestaat bij hem niet.
   - Schuifladetest. Deze is negatief.
   - Palpatie van de gewrichtsspleten levert geen afwijkingen op.
   - Onderzoek van de patella: er bestaat uitgesproken drukpijn aan de achterzijde van de patella. Het teken van Zohlen (*signe de rabot*) is positief (zie de tekeningen).
C Hulponderzoek:
   - Röntgenfoto's vóór, achterwaarts, lateraal en zogenaamde poortopnamen. Deze leveren in dit geval geen afwijkingen op.
   - Punctie van het kniegewricht: hierbij komt 150 cm^3 serosanguilent vocht vrij. Onderzoek op bacteriën levert geen resultaat op.
D De diagnose is naar alle waarschijnlijkheid een letsel van het kraakbeen aan de achterzijde van de patella (retropatellaire chondropathie).
E In eerste instantie trachten met fysiotherapeutische behandeling de hydrops te verminderen. Mochten de hydrops en de klachten blijven, dan zal een MRI en zo nodig artroscopie plaatsvinden om na te gaan of er een ernstig letsel van het kraakbeen bestaat.

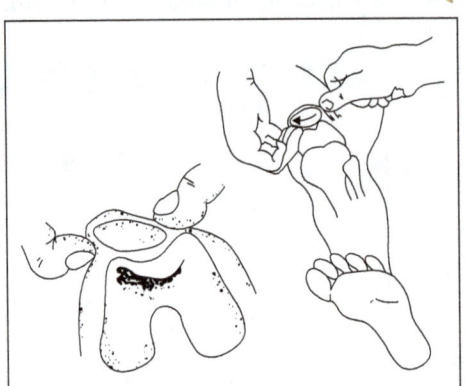
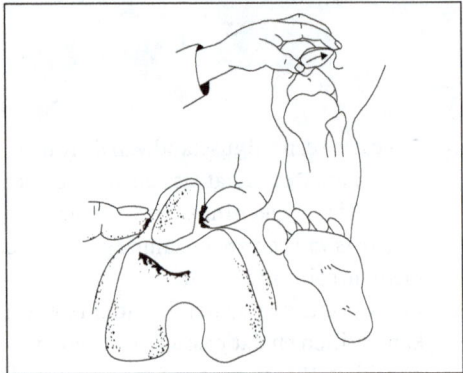
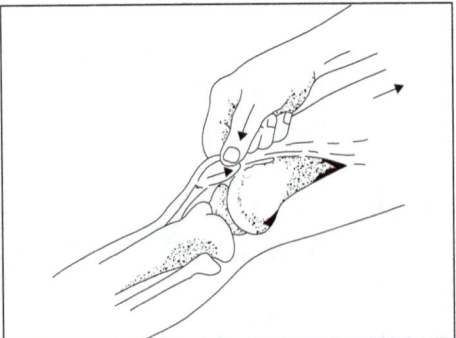

10.5

A Er bestaat een hoogstand van de clavicula ten opzichte van het acromion.
B Acromioclaviculaire dislocatie (AC-luxatie). Die is in te delen volgens Tossi in drie graden:
   – graad 1: contusie, het bandapparaat is daarbij intact;
   – graad 2: subluxatie, het ligamentum acromioclaviculare is verscheurd en het ligamentum coracoclaviculare is nog intact of hoogstens wat opgerekt;
   – graad 3: volledige hoogstand, alle banden zijn verscheurd zoals bij deze patiënt.
C Dit os nog nader te onderzoeken door middel van een belaste schouderfoto, waarbij de patiënt een gewicht in de hand krijgt. Wanneer er sprake is van een volledige verscheuring, zal de clavicula ten opzichte van het acromion alleen nog maar verder wijken.
D Als differentiële diagnose kan gelden: een zeer laterale claviculafractuur met hoogstand van het mediale deel.
E In het algemeen is het verstandig om zich terughoudend op te stellen bij de behandeling van deze acromioclaviculaire dislocatie, daar de meeste spontaan zullen genezen. Alleen bij de derdegraadsverscheuring is een operatieve behandeling noodzakelijk, welke op verschillende wijzen kan geschieden.
De laterale claviculafractuur met hoogstand van het mediale deel vormt een operatie-indicatie, omdat zonder dat de fractuur niet zal helen.

10.6

A De meest waarschijnlijke diagnose is een achillespeesruptuur.
B Door middel van inspectie, waarbij de patiënt op de knieën op een stoel zit met afhangende voet, zal opvallen dat de aangedane zijde de voet laat hangen, terwijl aan de normale zijde de voet juist in lichte spitsstand staat. Het teken van Thompson (zie tekening): bij druk op de kuit blijft de normaal optredende plantaire flexie van de voorvoet aan de aangedane zijde uit.
C Differentiële diagnose:
   – Partiële achillespeesruptuur. Deze treedt echter zelden op.
   – Een hoge scheur aan de rand van de gemeenschappelijke peesovergang: een pijnlijk hematoom en een palpabele delle.

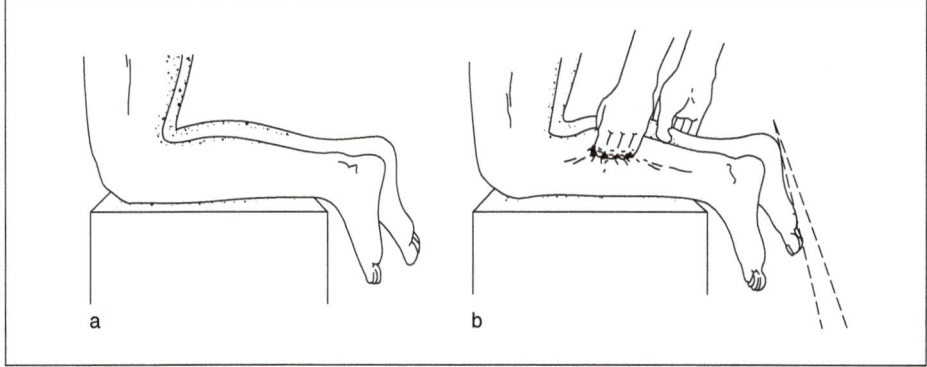

a   b

- Geïsoleerde scheur van de mediale m. gastrocnemius, ook aan de overgang tussen spier en pees. Passieve dorsaalflexie van de voet zal alleen bij gestrekte knie pijnlijk zijn.
- Peritendinitis.

D De behandeling is operatief, hoewel opgemerkt moet worden dat hierover verschillend wordt gedacht. Er zijn artsen die ook bij conservatieve behandeling goede resultaten zien. Bij de operatieve behandeling kan een naad met een pees van de m. plantaris longus worden gemaakt, een v/y-plastiek of een hechting volgens Bunnel met zekering door de calcaneus (via minimale toegangschirurgie).

E De prognose is over het algemeen gunstig.

10.7

A De pols staat in een bajonetstand die een distale radiusfractuur doet vermoeden.
B Lokale drukpijn en asdrukpijn zijn beide aanwezig.
C Een röntgenfoto. Hierop is een distale radiusfractuur te zien.
D Deze fracturen zijn als volgt in te delen (zie tekening).
   a = Extra-articulaire fractuur (metafysair). Dit is de fractura radii typica volgens Colles. Dit is een hyperextensiefractuur, meest voorkomend. Het gewrichtsvlak neigt naar dorsaal, waardoor de typische bajonetstand gaat optreden.
   b = Flexiefractuur, ook wel Smith-fractuur, waarbij het gewrichtsvlak naar volair neigt. Dit is een extra-articulaire fractuur. Is er sprake van een intra-articulaire fractuur, dan breekt er vaak een lip af, waardoor de carpus de neiging krijgt naar volair te luxeren. Dit vormt een absolute operatie-indicatie.
   c = Intra-articulaire fractuur (epifysair, metafysair). Op het röntgenbeeld is dit met een dwarse foto duidelijk te maken.
   d = Gemengde fracturen, in de regel met grote fragmenten, dislocatie naar dorsaal met y-vormig breukvlak. Verkorting ten opzichte van de ulna.
   e = Verbrijzelingsfracturen met veel kleine fragmenten. Er bestaat een flinke verkorting met neiging tot een abductiestand. Deze fractuur treedt vooral op bij de oudere vrouw.
   f = Geïsoleerde fractuur van de processus styloideus radii, meestal instabiel met een neiging tot abductiestand.
E De behandeling van extra-articulaire fracturen zal in het algemeen bestaan uit een repositie en het aanbrengen van een gipsverband. Bij de intra-articulaire fracturen met verkorting wordt operatieve behandeling overwogen, waarbij meestal gebruikgemaakt wordt van een volaire plaat en schroeven.

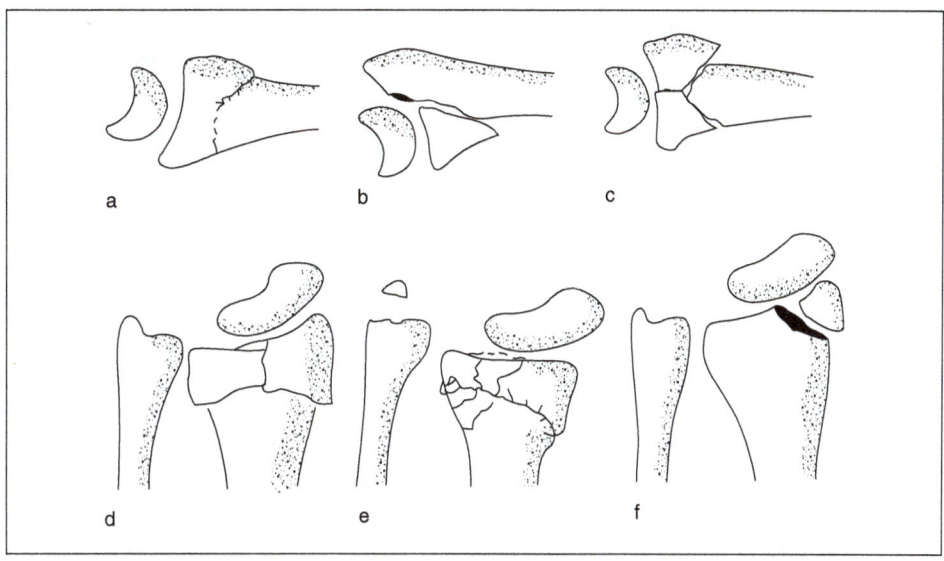

Indeling dsitale radiusfracturen.

10.8

A De grote teen staat in een valgusstand. Er is een rode zwelling over het MTP 1-gewricht.
B Door de varusstand van het os metatarsale I en de compensatoire valgusstand van de hallux ontstaat er een verhoogde wrijving met een reactieve bursitis.
C Hallux valgus met een ontstoken bursa, ook wel bunion genoemd.
D De bursitis is symptomatisch te behandelen door leegzuigen en inbrengen van een beetje hydrocortison. De oorzakelijke behandeling zal gericht moeten zijn op correctie van de hallux valgus.

10.9

A Het is opvallend dat het been van deze patiënte verkort is en in sterke exorotatie ligt.
B Het aangedane been lijkt verkort. Controleer of er een (anatomisch) beenlengteverschil is. Ga na of het been te bewegen is, zowel actief als passief. Beide zijn in dit geval niet mogelijk, met name het passief bewegen veroorzaakt heftige pijn. Bestaat er drukpijn in de lies en pijn bij het drukken op trochanterstreek? Bij deze patiënt is dat het geval.
C Het maken van een röntgenfoto waarop een pertrochantaire fractuur te zien is.
D De fracturen in het gebied van de heup zijn grofweg in te delen in intracapsulaire en extracapsulaire fracturen. In dit geval is er een extracapsulaire fractuur aanwezig, waardoor het been in maximale exorotatie zal draaien. Bij een mediale collumfractuur zal het voorste gewrichtskapsel dat aan het trochantermassief vastzit, voorkomen dat het been in maximale exorotatie draait. Daarom is het enigszins mogelijk om op klinische gronden een onderscheid te maken tussen een pertrochantaire femurfractuur, een subtrochantaire femurfractuur, een intertrochantaire femurfractuur en een mediale collumfractuur.

E De behandeling zal erop gericht zijn de patiënt zo snel mogelijk weer mobiel te krijgen. In het algemeen zal dit een osteosynthese betekenen. Voor intertrochantaire fracturen zal een DHS of een intramedullaire fixatie gebruikt worden; bij een mediale collumfractuur op deze leeftijd zal in de meeste gevallen gekozen worden voor een kop-halsprothese.

10.10

A Bursa poplitea, ook wel een Bakerse cyste genoemd.
B Een Bakerse cyste is een niet-pijnlijke, fluctuerende zwelling in de knieholte (zie tekening). Piekincidenties tussen 4 en 7 jaar en tussen 35 en 70 jaar. De oorzaak van de cyste is niet echt duidelijk. Aangenomen wordt dat deze het gevolg is van een in de knieholte aanwezige bursa, die vanuit het kniegewricht wordt gevuld bij een verhoogde productie van synoviale vloeistof. Oorzaken hiervoor kunnen zijn: al dan niet symptomatische intra-articulaire afwijkingen, zoals artrose, reumatoïde artritis of een meniscusletsel.
C Het teken van Foucher: de afgeronde, gladde, fluctuerende, wat gevoelige weerstand is vaster bij extensie en wordt weker of verdwijnt bij flexie tot 45º.
D Differentiële diagnose:
   – aneurysma van de a. poplitea;
   – diepe veneuze trombose;
   – lipoom;
   – liposarcoom;
   – varices;
   – hematoom;
   – abces;
   – andere wekedelentumor.
E Nader onderzoek:
   – Echografie: vaststellen van de aanwezigheid van een cyste, diepe veneuze trombose of tromboflebitis.

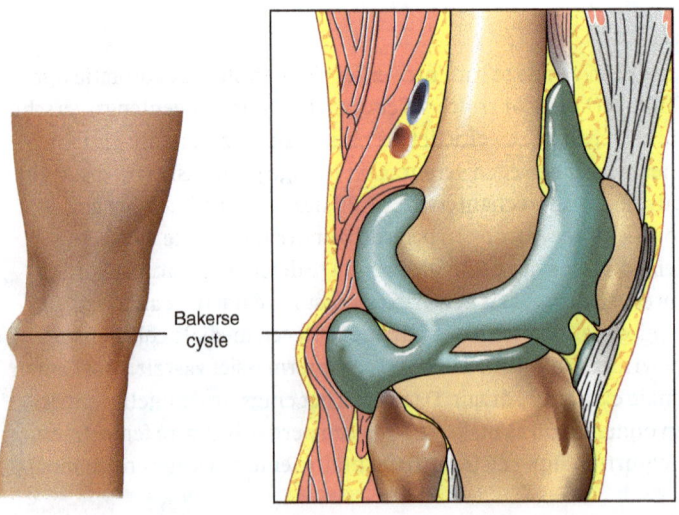

Bakerse cyste

- MRI: intra-articulaire pathologie. Vaak is intra-articulaire pathologie aanwezig:
  - meniscusscheur (71-82%);
  - voorstekruisbandinsufficientie (30%);
  - artrose (30-60 %).

F De behandeling zal bestaan uit het opheffen van de intra-articulaire pathologie, mits deze symptomatisch en mogelijk is. Een asymptomatische cyste behoeft geen behandeling. Bij kinderen is 'masterly neglect' de beste oplossing. Verwijdering van de cyste zal in het algemeen tot een snel recidief leiden.
Tevens hydrops: aspiratie en intra-articulaire corticosteroïdinjectie. Vaak geeft dat alleen tijdelijke verbetering.
Chirurgische excisie wordt niet gedaan, omdat er bij onbehandelde intra-articulaire pathologie een hoog recidiefpercentage is. Alleen bij ernstige lokale verschijnselen wordt een operatie overwogen. Een operatieve verwijdering zal geen resultaat opleveren zolang de basale oorzaak niet is weggenomen.

10.11

A Dat een ganglion de oorzaak is van de klachten, is niet waarschijnlijk omdat de zwelling te diffuus is. Eerder lijkt er sprake te zijn van een hydrops van het polsgewricht.
B Röntgenonderzoek is aangewezen. Hierop is te zien dat het os scaphoideum gehalveerd is en er exofyt gevormd is aan de processus styloideus radii, met distaal daarvan een wekedelenverkalking. Tevens is het os lunatum misvormd en bevat het os hamatum een cyste. In het os triquetrum, os lunatum en os capitatum bevonden zich eveneens kleine cysten (zie figuur b).
C De diagnose luidt dan ook artrose van het polsgewricht na een verwaarloosde fractuur van het os scaphoïdeum in het verleden.
D Een niet-steroïd anti-inflammatoir geneesmiddel (NSAID) is in deze gevallen meestal voldoende.

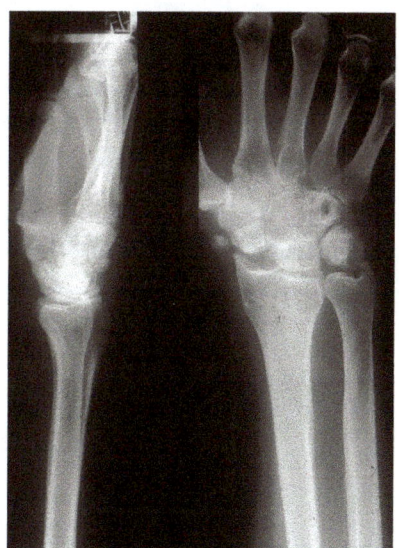

10.12

A De meest waarschijnlijke diagnose is artrose van het carpometacarpale (CMC) gewricht 1. Bij de 'grindtest' test wordt het os metacarpale van de duim geroteerd, met axiale druk op het CMC-I-gewricht. Bij artrose veroorzaakt dit pijn en crepitatie.

B Een röntgenfoto is niet strikt noodzakelijk. De indicatie hiervoor hangt af van de klachten. De radiodiagnostische stagering is als volgt.
   - Graad 1: normale gewrichtsvlakken, mogelijk lichte verwijding van de gewrichtsspleet door effusie of laxiteit van de ligamenten.
   - Graad 2: geringe vernauwing van de gewrichtsspleet met debris en osteofyten kleiner dan 2 mm.
   - Graad 3: duidelijke vernauwing van de gewrichtsspleet met debris en osteofyten groter dan 2 mm, mogelijk met dorsale subluxatiestand.
   - Graad 4: complete destructie van CMC-1 zoals beschreven voor graad 3, met daarbij tekenen van degeneratie in het scapho-trapezotrapezoïdale gewricht.

   Bij deze patiënt bestaat er, gezien de röntgenfoto, een artrose van het CMC-I-gewricht graad 2-3.

C Risicofactoren voor het optreden van artrose in de handen zijn: geslacht (vrouw), leeftijd (> 40 jaar), beroep (intensief handwerk), positieve familieanamnese, overgewicht.
   Bij vrouwen komen artrotische afwijkingen aan de handen en polsgewrichten bijna 1,5 keer zo vaak voor als bij mannen.

D Gezien de leeftijd van de patiënte is een conservatieve behandeling aangewezen. Deze kan bij veel klachten bestaan uit een afneembare spalk en pijnstilling met NSAID's. Bij aanhoudende klachten zijn handfysiotherapie en intra-articulaire injecties met corticosteroïden of hyaluronzuur te overwegen. Indien ook dat niet helpt, of bij jongere patiënten, is een operatieve behandeling een mogelijkheid. Afhankelijk van de toestand van het CMC-I-gewricht zal de operatie variëren van peesinterpositie tot artrodese.

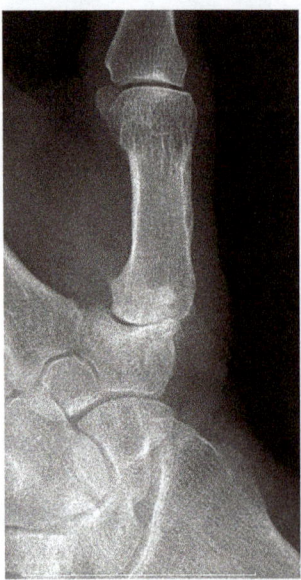

Literatuur

Bangma CH. Urologie. Houten: Bohn Stafleu Van Loghum, 2008.

Bruggink SC, Gussekloo J, Berger MY, Zaaijer K, Assendelft WJJ, Waal WMM de, Bouwes Bavinck JN, Koes BW, Eekhof JAH. Cryotherapy with liquid nitrogen versus topical salicylic acid application for cutaneous warts in primary care: a randomized controlled trial. CMAJ 2010;182:1624-30.

CBO. Richtlijn Lymfoedeem, 2002. www.cbo.nl.

Concept richtlijn Plaveiselcelcarcinoom van de huid. http://nvvh.artsennet.nl/Kwaliteit/richtlijnen/Concept.htm

Frölke JPM, Rumund A van, De Waardt D, Dongen RTM van, Klomp FPAJ, Verbeek ALM. Complex regionaal pijnsyndroom type 1? Ned Tijdschr Geneeskd 2009;153:B165.

Gooszen HG, et al. Leerboek chirurgie. Houten: Bohn Stafleu Van Loghum, 2006.

Hurst LC, Badalamente AA, Hentz VR, Hotchkiss RN, Kaplan TD, Meals RA, Miyh TM, Rodzvilla J. Injectable collagenase clostridium histolyticum for Dupuytren's contracture. NJEM 2009;361:968-79.

Jongh TOH de, et al. Hidradenitis. Huisarts en Wetenschap 2002;45:482-4.

Keeman JN, Vrouenraets BC. Kleine chirurgische ingrepen. Maarssen: Elsevier Gezondheidszorg, 2009.

Knuistingh Neven A, Eekhof JAH. Kleine kwaal: Bursitis olecrani en bursitis prepatellaris. Huisarts Wetenschap 2005;5:245-7.

Laarhoven CMCA van, Minnen LP van, Schuurman AH. Behandeling van artrose van de duimbasis. Ned Tijdschr Geneesk 2010;154:A687 1-8.

Levine BA, et al (eds). Current Practice of Surgery. Vol 3. New York/Londen: Churchill Livingstone, 1995.

Lumley ISP. Hamilton Bailey's Physical Signs in Clinical Surgery. Oxford/London: Butterworth Heinemann, 1997.

Nederlands Huisartsen Genootschap. Standaarden. http://nhg.artsennet.nl/standaarden.

Raffaelli M, Bellantone R, Princi P, De Crea C, Rossi ED, Fadda G, Lombardi CP. Surgical treatment of thyroid diseases in elderly patients. Am J Surg 2010;200:467-72.

Rode Kruis ziekenhuis. Brandwondenprotocol 2010.

Roukema JA, et al. Pijn in de borsten. Ned Tijdsch Geneeskd 1998;142:628-33.

Rubin RJ, Chinn BT. Perianal hidradenitis suppurativa. Surg Clin N Am 1994;74:1317-25.

Shah N. Hidradenitis suppurativa: a treatment challenge. Am Fam Physician 2005;72:1547-52.

Vereniging van Integrale Kankercentra (VIKC) en Kwaliteitsinstituut voor de Gezondheidszorg CBO. Richtlijn Melanoom van de huid. 2005. ISBN 90-8523-061-6.

Weert H van, et al. Spontaneous superficial thrombophlebitis: Does it increase risk for thromboembolism? A historic follow-up study in primary care. J Fam Practice 2006;55:52-7.

Register

abces, koud 93
abces, perianaal 111
achillespeesruptuur 151
AC-luxatie 151
acromioclaviculaire dislocatie 151
acute pancreatitis 107
acuut enkelletsel 148
adenoom, pleomorf 93
anuscarcinoom 112
arterieel vaatlijden, perifeer 137
arterioveneuze fistels, congenitale 132
atheroomcyste, geïnfecteerde 77

Bakerse cyste 154
basaalcelcarcinoom 82
behandeling verbranding 88
bekkenvenentrombose 138
bevriezing 90
blauwscheut 133
botmetastase 148
boutonnière-deformiteit 120
branchiogene cyste 92
Breslow-dikte 79
bursa poplitea 154
bursitis olecrani 77
bursitis, reactieve 153

Chevassu, symptoom van 143
chondropathie, retropatellaire 150
chronische ileus 102
claudicatio intermittens 138
collumfractuur, mediale 149
colovesicale fistel 106
complex regionaal pijnsyndroom (CRPS) 85
condylomata acuminata 114
congenitale arterioveneuze fistels 132
contractuur van Dupuytren 117
cornu cutaneum 81
Courvoisier, symptoom van 104

CRPS 85
Cushing, syndroom van 124
cyste, Bakerse 154
cyste, branchiogene 92
cyste in ductus thyroglossus 94

diabetische micro-angiopathie 136
diabetische voet 139
distale radiusfractuur 152
diverticulitis 106
diverticulosis 106
ductectasie 98
ductus thyroglossus, cyste in 94
duplexonderzoek 135
Dupuytren, contractuur van 117
dystrofie, Südecks 85

eeltknobbel 119
enkelletsel, acuut 148
epitheelcyste, traumatische 89
erysipelas 80
euthyreotische struma, hyperplastische 128
excisie melanoom 79
exostose 119

femurfractuur, pertrochantaire 153
fibromatosis plantaris volgens Ledderhosen 122
fissura ani 111
fistels, congenitale arterioveneuze 132
fistel, symptoom van 106
fistula in ano 112
flegmoneuze ontsteking 90
furunkel 84

ganglion, pols- 118
geïnfecteerde atheroomcyste 77
gonartrosis 131
granuloma pyogenicum 80
gynaecomastie 96

haarnestcyste 109
halscyste, laterale 92
halscyste, mediane 94
hamerteen 120
handflegmone 122
hemangioom 84
hematoom in m. rectus abdominis 108
hematoom, subunguaal 121
hemorroïden 110
hernia cicatricialis 103
hernia parumbilicalis 103
hidradenitis suppurativa 81, 114
hydrokèle 108
hydrokèle testis 142
hyperparathyreoïdie 127
hyperplastische, euthyreotische struma 128
hypertrofische teennagel 121
hypospadie 147

icterus 104
ileus 102
ileus, obstructie- 107
ingegroeide teennagel 116
ingetrokken tepel 98
intestinale obstructie 107

jichtartropathie 90

karbunkel 89
keratosis seborrhoïca 88
kippenborst 100
Klippel Trénaunay-syndroom 132
koud abces 93
kraakbeen achterzijde patella 150

laterale halscyste 92
laterale liesbreuk 102
Ledderhosen, fibromatosis plantaris volgens 122
liesbreuk, laterale 102
lipoom 82
littekenbreuk 103
lymfadenitis, etterige 89
lymfadenitis, tuberculeuze 93
lymfangitis 80
lymfekliermetastasen 94
lymfoedeem 130

maagcarcinoom 94
maagstompcarcinoom 105
mallet finger 121
mammacarcinoom 97, 100, 101
mastitis carcinomatosa 100
mastitis puerperalis 98
mastopathia fibrocystica 100
mastopathie 100
mechanische ileus 102
meckeldivertikel 106
mediale collumfractuur 149
mediane halscyste 94
melanoom 78
melanoomexcisie 79
melanoom, subunguaal 117
menggezwel 93
microcalcificatie 97
Mohs' chirurgie 83

naevus flammeus 132
nagelbedhematoom 121
navelbreuk 103
niet-scrotale testis 145

obstructie-ileus 107
obstructie, intestinale 107
oedeem, pitting 134
onychogryphosis 121
os scaphoideum 155
Ottawa ankle rules 148

Paget, ziekte van, van de tepel 96
panaritium subcutaneum 122
pancreatitis, acute 107
paraphimosis 144
paronychia 116
patella, kraakbeen achterzijde 150
peau d'orange 97
pectus carinatum 100
pectus excavatum 98
peniscarcinoom 146
perianaal abces 111
peri-anale fistel 112
perifeer arterieel vaatlijden 137
pertrochantaire femurfractuur 153
Peutz-Jeghers, syndroom van 103
phimosis 146

phlegmasia coerulea dolens 140
pitting oedeem 134
plaveiselcelcarcinoom 82, 83
plaveiselcelcarcinoom, anus 112
plaveiselcelcarcinoom, penis 146
pleomorf adenoom 93
polsganglion 118

radiusfractuur distale 152
ranula 94
reactieve bursitis 153
rectumprolaps 109
rectushematoom 108
regel van negen 87
retentio testis 144
retropatellaire chondropathie 150

saphenavarix 131
schildkliercarcinoom 125
scrotaalbreuk, dubbelzijdige 108
sentinel-loop 107
sinus pilonidalis 109
spataderen 133
spermatokèle 147
spierhernia 139
struma, hyperplastische, euthyreotische 128
subunguaal hematoom 121
subunguaal melanoom 117
Südecks dystrofie 85

teennagel, hypertrofische 121
teennagel, ingegroeide 116

tendovaginitis stenosans 118
tepel, ingetrokken 98
tepel, ziekte van Paget 96
testistumoren 143
torsio testis 141
translucentie 143
trechterborst 98
trigger finger 118
tromboflebitis 134
trombosebeen 136
tuberculeuze lymfadenitis 93

ulcus cruris 139
unguis incarnatus 116

vaatlijden, perifeer arterieel 137
varices van vena saphena parva 132
varicokèle 146
varicosis 131
veneuze insufficiëntiesyndroom 136
verbranding 87
verende vinger 118
verkleefde voorhuid 145
verruca plantaris 119
vinger, verende 118
voetwrat 119
Von Recklinghausen, ziekte van 88
voorhuid, verkleefde 145

Warthin's tumor 93

GPSR Compliance

The European Union's (EU) General Product Safety Regulation (GPSR) is a set of rules that requires consumer products to be safe and our obligations to ensure this.

If you have any concerns about our products, you can contact us on

ProductSafety@springernature.com

In case Publisher is established outside the EU, the EU authorized representative is:

Springer Nature Customer Service Center GmbH
Europaplatz 3
69115 Heidelberg, Germany

www.ingramcontent.com/pod-product-compliance
Lightning Source LLC
Chambersburg PA
CBHW081349100426
42871CB00021B/264